Bacteriología médica

Contenidos generales para estudiantes

Por Daniel Laurencio

Contenido

Cocos grampositivos

Staphylococcus spp.

Características generales:

- Bacterias esféricas grampositivas (0,5-1,5 µm) de la familia Microccaceae.

- Agrupación irregular en forma de racimos de uva.

- No móviles, no esporulados y no capsulados o tienen limitada la formación de la cápsula.

- Usualmente producen catalasa; fermentan con lentitud muchos carbohidratos y elaboran ácido láctico, pero no gas.

- Generalmente son anaerobios facultativos, excepto *S. saccharolyticus* y *S. aureus spp. anaerobius*.

- Hemolizan la sangre, coagulan el plasma y producen enzimas y toxinas extracelulares.

- Crecen en presencia de un 10% de cloro-sodio a temperatura de 18 a 40 °C.

- Proliferan fácilmente en la mayoría de los medios bacteriológicos bajo condiciones aerobias o microaerófilas a temperatura de 37 °C.

- Son miembros de la microbiota de la piel, vías respiratorias y gastrointestinales del hombre, además de las ropas y otros fómites de los ambientes humanos, como la tierra y el agua.

- Desarrollan con rapidez resistencia antimicrobiana por la presencia de β-lactamasa (resistencia a la penicilina), la nafcilina es inaccesible al microrganismo, y tolerancia (inhibición o efecto bacteriostático) a otros antibióticos; los plásmidos juegan un papel fundamental en este proceso.

- Las tres especies principales de importancia clínica son: *S. aureus*, *S. epidermidis* y *S. saprophyticus*.

Patogenia:

- Estructura antigénica: polisacáridos (péptidoglucano, ácido teicoico, etc) y proteínas (proteína A).

- Estructurales: peptidoglicanos (provoca respuesta inmune y es tóxico), ácido teicoico (provoca anticuerpos detectables cuando endocarditis por S. aureus), proteina A (adhesina que pertenece al grupo de componentes microbianos superficiales reconocedores de moléculas de adhesión de la matriz (MSCRAMMS) y es antigénica), cápsula (antiopsónica y antifagocítica, biofilm de S. aureus).

- Enzimas: catalasa (descompone el peróxido de hidrógeno: interfiere en la destrucción del fagolisosoma), coagulasa (S. aureus, transforma el fibrinógeno en fibrina y coagula el plasma), factor aglutinante (S. aureus, otro MSCRAMMS que permite unirse a fibrinógeno y fibrina), hialuronidasa o factor de propagación, estafiloquinasa (fibrinólisis), proteinasa, lipasa, β-lactamasas, fosfatasa alcalina; etc.
- Toxinas: exotoxinas (citolisinas), hemolisinas (S. aureus, α, β, γ y δ toxinas), leucocidina (S. aureus, leucolisis, leucocidina de Panton-Valentine), toxina exfoliativa o epidermolítica (S. aureus, provoca síndrome estafilocóccico de piel escalada, SEPE), toxina 1 del síndrome del choque tóxico (S. aureus, superantígeno) y enterotoxina (S. aureus, 15 de la A a E y de G a P, termoestables y resistentes, envenenamiento alimentario).
- Puerta de entrada: piel, mucosas y folículos pilosos, inspiración de gotas aéreas, contacto con superficies y objetos contaminados, ingestión de agua y alimentos contaminados.

Manifestaciones clínicas:

- Lesión típica: forúnculo o absceso localizado.
- Infecciones locales: foliculitis, impétigo, forúnculos cutáneos, infección de heridas. *S. aureus*: SEPE (exfoliación generalizada, necrosis epidérmica tóxica, erupción escarlatiniforme), intoxicación alimentaria.
- Infecciones generalizadas: trombosis.
- *S. aureus*: osteomielitis, neumonía, meningitis, empiema, endocarditis, sepsis supurativa, septicemia, síndrome de shock tóxico por toxina 1 (SSTT-1, causada por la toxina de igual nombre que es un superantígeno y provoca fiebre alta, shock, vómito, diarreas, insuficiencia renal y hepática, exantema descamativo en palma de manos y pies).
- *S. epidermidis*: pocas veces originan infección con supuración, pueden infectar prótesis ortopédicas o cardiovasculares o causar enfermedad en personas inmunodeprimidas, 74 al 92% bacteriemias intrahospitalarias, muy oportunista.
- *S. saprophyticus*: endocarditis, septicemia, infecciones del tracto urinario (ITU) y de heridas.
- *S. haemolyticus*: ITU mujeres jóvenes, uretritis no gonocóccica, prostatitis, infecciones en heridas y septicemia.

Diagnóstico:

- Muestra. Depende de la localización de la lesión: pus de absceso, hisopado de heridas, sangre, esputo, LCR, etc.

- Examen microscópico. Se realiza frotis y se observa con coloración de Gram: cocos grampositivos agrupados en racimos irregulares.

- Cultivo. Muestras sembradas en agar-sangre, agar infusión cerebro-corazón, agar soya-tripticasa o P-agar; incubación durante 18-24 horas, a temperatura 34-37°C y pH 7; se observan las colonias: son redondas, lisas, elevadas y resplandecientes; el *S. aureus* suele formar colonias de color gris a amarillo dorado intenso; las colonias de *S. epidermidis* son de color gris a blanco en aislamiento primario y con pigmentos en incubación prolongada.

- *S. aureus* provoca β-hemólisis en agar-sangre, fermenta el manitol y crece en medios que contienen NaCl al 7.5%.

- Catalasa positiva; y coagulasa, fija y libre positivas sólo en *S. aureus*.

- Pruebas de latex rápidas y coagulación, útiles para *S. aureus* (detectan proteína A y factor de aglutinación, y algunos tienen anticuerpos monoclonales anti polisacáridos capsulares).

- Otras: antibiograma, tipificación de cepas por bacteriófagos, composición de plásmidos y análisis de plásmidos y ADN cromosomal.

Streptococcus spp.

Características generales:

- Bacterias grampositivas, esféricas u ovoides que miden menos de 2 μm de diámetro, se agrupan en pares o en cadenas, y pertenecen a la familia Streptococcaceae

- Distribuidos en la naturaleza de manera amplia

- Unos forman parte del microbiota normal y otros se relacionan con enfermedades con cuadros únicos muy disímiles o por respuestas inmunitarias contra ellos.

- Son inmóviles y no forman esporas.

- Algunas especies elaboran cápsulas, constituidas por polisacáridos como en el caso de los neumococos o por ácido hialurónico como en algunas cepas de los grupos A, B y C.

- Son anaerobias facultativas y obtienen la energía, sobre todo, por utilización de azúcares. Algunas especies requieren la adición de un 5 a 10 % de CO2 para crecer e incrementar su hemólisis y otras son anaerobias estrictas.

- No son solubles en bilis (excepto Streptococcus pneumoniae) la mayoría de las especies no licúan la gelatina.

- Hemolisan la sangre produciendo hemólisis parciales, totales o no hemólisis.

- Catalasa y oxidasa negativas.

  Clasificación según el tipo de hemólisis:

- β-hemolíticos: destrucción completa de los hematíes, zona transparente alrededor. Ej. Streptococcus pyogenes y S. agalactiae.

- α-hemolíticos: destrucción parcial de los hematíes, zona transparente verdosa (pigmento verde). Ej. Streptococcus pneumoniae y Streptococcus viridans (a veces).

- γ o no hemolíticos: el medio no se modifica.

Clasificación según Lancefield: depende de un carbohidrato específico presente en las paredes celulares de algunos estreptococos. Define los grupos A a H (más frecuentemente patógenos) y K a U. La especificidad serológica del carbohidrato específico de grupo está determinada por un aminoglúcido.

- La especificidad antigénica de los polisacáridos capsulares permite clasificar *S. pneumoniae* en más de 90 tipos y tipificar los estreptococos del grupo B (*S. agalactiae*). Estreptococos más importantes:

- *S. pyogenes*: son β-hemolíticos y poseen antígenos del grupo A.

- *S. agalactiae*: son β-hemolíticos, con una zona de hemólisis muy estrecha y, en algunas ocasiones, con una hemólisis de doble zona.

- *S. bovis*: producen α-hemólisis o no son hemolíticos, pertenecen al grupo D.

- S. grupo C y G: son β-hemolíticos con zona de hemólisis más grande que la del grupo A.

- *S. pneumoniae*: son α-hemolíticos.

- *S. viridans*: son α-hemolíticos (de aquí su nombre viridans). La optoquina no inhibe su crecimiento y las colonias no son solubles en bilis ni sales biliares. Algunas cepas son susceptibles a la bacitracina. Ej.: *S. mutans*, *S. salivarus*.

- Estreptococos nutricionalmente variables y anaerobios.

Patogenia:

- Estructura antigénica compleja: *Streptococcus pyogens*, presenta cápsula constituida por ácido hialurónico (impide la fagocitosis y se une a la proteína fijadora de ácido hialurónico CD44 de epitelios humanos); pared celular con péptidoglucanos, ácido teicóico, carbohidratos (específico de grupo) y antígenos proteicos de superficie (M, T y R); fimbrias formadas por antígenos proteínicos M (factor de virulencia y responsable de la respuesta inmune), T y R (marcadores), y por ácido lipoteicóico (adherencia a las células epiteliales de las mucosas).

- Toxinas y enzimas (grupo A): toxinas eritrogénicas o pirogénicas A, B y C (antigénicas y pirógenas), estreptolisinas (S y O, la primera es hemolítica, la segunda es citolítica, cardiotóxica y antigénica), hialuronidasa (favorece diseminación, antigénica), estroptocinasa, fibrinolisina o estreptoquinasa (anticoagulante y antigénica), estreptodornasa o desoxirribonucleasa (despolimerización de ADN), y otras (difosfopiridín nucleotidasa, proteasas, amilasa).

Manifestaciones clínicas:

Infecciones por estreptococos β-hemolíticos del grupo A (*Streptococcus pyogenes*):

- Puerta de entrada más común y localización: piel, mucosas y vías respiratorias superiores.

- Faringoamigdalitis estreptocóccica: se caracteriza por fiebre >38°C, ausencia de tos, adenopatías cervicales anteriores y exudado amigdalino (criterios de Centor) sobre todo en niños de 3 a 15 años (modificación de McIsaac: menos probable cuando 15 a 45 o más años), frecuente y muchas veces autolimitante; produce abscesos (en amígdalas, tejidos periamigdalares y retrofaríngeos) o linfadenitis cervical, sinusitis, otitis media, mastoiditis e, incluso, meningitis. En las vías respiratorias inferiores pueden originar neumonías.

- Infecciones en la piel: toxina eritrogénica que produce una erupción típica (exantema escarlatinoso) que da lugar al cuadro clínico conocido por fiebre escarlatina; impétigo (pioderma), erisipelas, infecciones purulentas localizadas resultantes de traumatismos y heridas menores, celulitis perianal. Formas graves: fascitis necrotizante o miositis.

- Infecciones del tracto genital femenino: vulvovaginitis y fiebres puerperales.

- Infecciones en garganta, piel y tracto gastrointestinal pueden diseminarse por vía linfática y sangre, y provocar septicemia, y desencadenar artritis, osteomielitis, peritonitis, endocarditis aguda, o síndrome de choque tóxico estreptocócico.

- Puede provocar secuelas tardías no supurativas (enfermedades postestreptocócicas): glomerulonefritis después de infección faríngeas o piel, fiebre reumática después de infección en faringe. La glomerulonefritis aguda postestreptocóccica se caracteriza por la presencia de síndrome nefrótico. Para el diagnóstico de fiebre reumática se utilizan los criterios de Jones modificados por la *American Heart Association* (AHA), que los divide en:

- Mayores: poliartritis migratriz, nódulos subcutáneos de Mayret, eritema marginado, corea de Sydenham y carditis o pancarditis.

- Menores: clínicos (tienen poco valor: fiebre, artralgias) y paraclínicos (aumento de reactantes de fase activa: VSG acelerada y proteína C reactiva, y PR prolongado en ECG).

La existencia de dos signos mayores o de un signo mayor y dos menores, apoyados por datos de infección previa de infección estreptocócica del grupo A, indican fuertemente la probabilidad de fiebre reumática.

- Infecciones por estreptococos del grupo B (*Streptococcus agalactiae*): sepsis puerperal e infecciones perinatales.

- Infecciones por *Streptococcus bovis* (grupo D): producen endocarditis.

- Infecciones por estreptococos de los grupos C, G y F: infecciones endógenas y exógenas de la faringe, el tracto intestinal y la vagina.

- Infecciones por *Streptococcus viridans*: producen bacteriemia luego de extracciones dentarias, caries dental, endocarditis bacterianas subagudas y lesiones purulentas en varios órganos.

Infecciones por *Streptococcus pneumoniae* (neumococos):

- Son diplococos lanceolados grampositivos y agrupados en cadena, poseen cápsula polisacarídica, y producen α hemólisis.

- Tienen estructura antigénica específica: polisacárido capsular (inhibe fagocitosis), prot M, carbohidrato C.

- Patogenia: rápida multiplicación del microorganismo en los espacios alveolares con exudación de edema fibrinoso, seguido de eritrocitos y leucocitos polimorfonucleares, lo cual da como resultado la consolidación de porciones de los pulmones y enzimas (hialuronidasa, leucocidinas, etc.)

- Factores potenciadores: desnutrición, debilidad general, anormalidades del aparato respiratorio, intoxicación alcohólica o medicamentosa, nefrosis, hipoesplenismo, deficiencia del complemento, dinámica circulatoria anormal y anemia de células falciformes, entre otras.

- Vía de trasmisión más importante: vía endógena: invade pulmón, diseminación provoca neumonía, otitis media, sinusitis, mastoides y las meninges. Pueden producir, además, endocarditis, artritis séptica, empiema, pericarditis y peritonitis. Puede ocurrir bacteriemia.

Diagnóstico

- Muestra. Depende de la localización de la lesión: exhudado faríngeo, vaginal, uretral, óptico, pus de absceso, hisopado de heridas, sangre, esputo, LCR, etc.
- Examen microscópico. Frotis con coloración de Gram: se observan cocos grampositivos típicos en dependencia de la muestra. A partir de exudados se obtienen cocos granmpositivos aislados, en pares o en cadenas cortas; en LCR o de pus, diplococos lanceolados, encapsulados y grampositivos cuando hay infección neumocóccica y también en esputos de pacientes con neumonía neumocóccica.
- Pruebas de detección de antígenos: CIE, IEA, aglutinación, látex en inmunosuero, COA, fluorescencia, etc.
- Cultivo. Se realiza en agar-sangre durante 18-24 horas. Si hay sospecha de anaerobios utilizar medios apropiados. Se puede realizar incubación en CO_2 (5-10%) para acelerar la hemólisis. Los cultivos de estreptococos en general son colonias discoidales, grises, opalescentes, delicadas, de bordes lisos o arrugados, y miden entre 0,5 y 2 mm o más de diámetro. Para la identificación es necesario reconocer las características de las colonias y el tipo de hemólisis, pero para el diagnóstico preciso es necesario conocer el grupo serológico, para ello se utilizan otras dos o más pruebas para aislar carbohidratos y proteínas específicas de cada cepa. Son PYR positivos y se inhiben con bacitricina (preliminar inespecífico).
- *S. pneumoniae*:
- Forman pequeñas colonias redondas, en el comienzo en forma de cúpula y luego presentan una depresión central con un borde elevado. Otras colonias pueden tener aspecto brilloso por la producción de polisacárido capsular.
- Reacción de tumefacción capsular: reacción de aglutinación cuando se mezclan con suero antipolisacárido específico del tipo o polivalente.

- Pruebas serológicas para determinar anticuerpos: determinan la presencia de anticuerpos como antiestreptolisina, anti-Dnasa, et., mediante aislamiento de antígeno y luego EIA o aglutinación.
- *S. agalacteae*: hidrólisis del hipurato de sodio y una respuesta positiva en la llamada prueba de CAMP (Christie, Atkins, Munch-Peterson).

Enterococcus spp. constituyen un numeroso grupo bacteriano incluidos en el nuevo género *Enterococcus* desde 1984, ya que hasta entonces eran considerados *Streptococcus* del grupo D. Este microorganismo comenzó a emerger como uno de los más importantes patógenos nosocomiales, responsable de bacteriemias, infecciones de heridas quirúrgicas e infecciones del tracto urinario, endocarditis y en neonatos, meningitis y bacteriemias. Las especies *E. faecalis* y *E. faecium* son los más comúnmente aislados del ser humano. Son cocos grampositivos que se caracterizan por crecer en presencia de 6,5 % de NaCl, hidrolizar la bilis-esculina, organizarse en pares o cadenas cortas en medio líquidos y son no encapsulados. Constituyen miembros de la microbiota normal del tracto gastrointestinal, vías respiratorias superiores, cavidad oral, piel, vagina y uretra femenina. El principal problema de las especies del género *Enterococcus* consiste en su resistencia intrínseca a las diferentes drogas antimicrobianas y su gran capacidad para adquirir la misma, haciéndose cada vez más carentes las opciones terapéuticas para tratar sus infecciones.

Cocobacilos y bacilos grampositivos

Listeria spp.

Características generales:

- Está formado por 19 especies, de las que *Listeria monocytogenes* es el patógeno humano más significativo.

- Es capaz de crecer y sobrevivir en una amplia gama de condiciones ambientales (1 a 45°C).

- Puede sobrevivir a temperaturas de refrigeración (4°C), bajo condiciones de pH bajo y condiciones de alto contenido de sal (patógeno muy importante en alimentos contaminados).

- L. monocytogenes es un bacilo corto, grampositivo, no formador de esporas, anaerobio facultativo.

- Produce catalasa y tiene una motilidad de extremo a extremo tambaleante a una temperatura de 22 a 28 °C pero no de 37 °C.

- Produce ácido, pero no gas por la utilización de diversos carbohidratos.

- Es parásito intracelular facultativo.

- Existen 13 serovariantes conocidas basadas en antígenos, siendo las 1/2a, 1/2b y 4b las más frecuentes.

Patogenia:

- Adhesinas: Ami, Fbp A y flagelina.

- Internalinas A y B que actúan con la cadherina E (receptor de células epiteliales, fomenta fagocitosis en estas células).

- Listeriolisina O (se activa con el pH bajo del fagolisosoma, produce lisis del mismo y escapa al citoplasma, provoca hemólisis)

- ActA (proteína superficial) activa la proliferación de actina celular para ser impulsada a la membrana celular. En la membrana forma protrusiones celulares (filópodos) que son ingeridos por macrófagos y otras células adyacentes.

- En el interior de estas células la bacteria vuelve a escapar recomenzando el ciclo, sin estar expuestas a anticuerpos en todo momento.

- Sideróforos: le permite obtener hierro, incluso desplazándolo de la transferrina.

- Puerta de entrada (PE): boca, a través de la ingestión de alimentos contaminados.

Manifestaciones

- Infecciones en recién nacidos: se producen debido al paso del microorganismo al feto directamente por la placenta, migración de la bacteria a la cavidad amniótica (ambas in útero) o durante el paso de este por el canal del parto. Produce granulomatosis infantoséptica (sepsis neonatal, lesiones pustulosas y granulomas en órganos) en el preparto o período prenatal precoz y meningitis en prenatal tardío.
- En adultos sanos: no se produce enfermedad a excepción de gastroenteritis febril leve autolimitada (1 a 3 días) con incubación de 6 a 48 horas.
- Inmunodeprimidos: meningoencefalitis, bacteriemia y (raras veces) infecciones focales.

Diagnóstico

- Clínico: según el cuadro clínico,
- Microbiológico: se basa en aislamiento en hemocultivos y líquido cefalorraquídeo.
- Frotis: bacilos cortos y móviles que aparecen aislados, en parejas o cadenas cortas, pueden confundirse con S. pneumoniae.
- Cultivo: crece bien en medios no selectivos (agar sangre), incluso a 4°C y con sal, donde se manifiesta hemólisis pequeña alrededor y por debajo de las colonias. Produce catalasa e hidrólisis de esculina. Produce ácidos.

Bacillus spp

Características;

- Género incluye bacilos grampositivos aerobios que se organizan en cadenas, esporulados (endosporas), inmóviles, tienen vida saprófita.
- Las especies patógenas tienen plásmidos de virulencia.
- B. anthracis es el principal patógeno del género. B. cereus es también importante.
- Pueden generar entidades patológicas en pacientes inmunodeprimidos (meningitis, endocarditis, endoftalmitis, conjuntivitis o gastroenteritis aguda).

Patogenia:

- *B. anthracis*: infección por contacto con animales o sus productos infectados. PE: lesiones de la piel, inhalación de esporas y rara vez mucosa digestiva.
- Cápsula de ácido poli-γ-d-glutámico es antifagocítica, rara vez observada in vitro. Codificada por el gen plásmido PXO2.

- Toxina del carbunco: consta de antígeno protector (PA, protective antigen), factor de edema (EF, edema factor) y factor letal (LF, lethal factor), proteínas codificadas por el gen plásmido PXO1. El PA se fija a receptores celulares y al activarse forma un conducto por donde entra EF y LF.
- Toxina de edema: combinación de EF con PA
- Toxina letal: combinación de LF con PA (principal factor de virulencia). Deteriora la inmunidad, permite la proliferación del organismo y la muerte celular.

Las esporas inhaladas se depositan en los alveolos y son fagocitadas. Luego se trasportan por los conductos linfáticos a los ganglios linfáticos mediastínicos, donde germinan, después hay producción de toxinas y bacteriemia.

- *B. cereus*: tiene dos enterotoxinas, una emética (termoestable y resistente a la proteólisis intestinal) y una enterotóxica (provoca diarrea, termolábil). Es muy probable que las toxinas necrótica (enterotoxina termolábil), cereolisina (hemolisina) y fosfolipasa C (potente lecitinasa) sean responsables de las infecciones oculares.

Manifestaciones

B. anthracis:

- Carbunco cutáneo: en superficies expuestas de brazos o manos, raramente cara y cuello. Entre 1 a 5 días después de la penetración del microorganismo o la espora (incubación) aparece una pápula pruriginosa similar a mordedura de insecto, pero luego se trasforma en vesícula o anillo de vesículas que se unen formando una úlcera necrótica (1 a 3 cm) con una escara negra central característica, acompañada o no de adenopatías y síndrome febril. Después de 7 a 10 días la lesión puede alcanzar su máximo desarrollo para luego secarse, debilitarse y desprenderse. La lesión cura por granulación y deja cicatriz. La antibióticoterapia no modifica el tiempo de evolución, pero evita su diseminación que suele tener consecuencias fatales (bacteriemia, sepsis, meningitis y muerte).
- Carbunco pulmonar: tiene un período de incubación largo (hasta 6 semanas). Aparece necrosis hemorrágica pronunciada y edema mediastínico, que ensanchan pronunciadamente el mediastino en la radiografía y provoca dolor retroesternal. Si se extiende a la pleura provoca pleuresía hemorrágica. Posteriormente hay bacteriemia con diseminación hacia el aparato digestivo (úlceras intestinales), o hacia las meninges (meningitis hemorrágica).

B. cereus: provoca intoxicación alimentaria que tiene dos formas, una con predominio emético (consumo de arroz frito contaminado; náuseas, vómitos, cólicos abdominales y diarrea escasa; autolimidada en 24 horas), y otra con predominio diarréico (consumo de carnes, verduras y salsas contaminadas; diarreas acuosas, náuseas y cólicos; 1 o más días). Las infecciones oculares suelen producirse por heridas penetrantes con objetos contaminados del suelo; se desencadena una endoftalmitis o panoftalmitis de progresión rápida con pérdida completa de la visión durante las 48 horas siguientes a la lesión. Otras: infecciones de catéteres y derivaciones del SNC.

Diagnóstico:

B. anthracis: clínico y microbiológico

- Frotis: entre 1×3 a 4 μm, poseen extremos cuadrados y se disponen en forma de bacilos grampositivos simples, parejas o cadenas largas; las esporas se ubican en el centro de los bacilos. No se suelen observar esporas en muestras clínicas, que pueden observarse con tinción inmunofluorescente. La cápsula se observa con medios de contraste (tinta china o azul de metileno) o con una prueba con un anticuerpo fluorescente directo (DFA) contra el polipéptido capsular. *B. anthracis* no son móviles.

- Cultivo: colonias de *B. anthracis* son redondas y aspecto de "vidrio esmerilado" bajo la luz. La hemólisis es inusual con *B. anthracis*, pero frecuente con *B. cereus* y los bacilos saprófitos. Las colonias disuelven la gelatina y su crecimiento en los cultivos en agar mediante inoculación con aguja es similar a un abeto invertido. Utilizan fuentes simples de nitrógeno y carbono. Las esporas son resistentes a los cambios ambientales y brevemente al calor seco y desinfectantes químicos; solo pueden detectarse cuando se cultiva en un medio con bicarbonato y pobre en CO_2 (5-7%).

- Otros: lisis de la bacteria con un fago gamma, demostración de la cápsula y PCR.

B. cereus: clínico y epidemiológico. Cultivo del alimento sospechoso. Se distingue de *B. anthracis* por las características morfológicas de la colonia, la hemólisis β, la motilidad y los patrones de susceptibilidad antimicrobiana.

Clostridium spp.

Características:

- Son bacilos anaerobios esporulados, largos y pleomórficos, cuyo hábitat natural es el suelo y el tracto gastrointestinal de animales herbívoros y el hombre.
- La mayoría de las especies presenta flagelos y son móviles.
- Su patogenicidad depende de la producción de exotoxinas o enzimas destructivas:
  - Gran infección e intoxicación (especies histotóxicas). Ej. Gangrena gaseosa.
  - Pequeña infección y gran intoxicación (tétanos).
  - Gran intoxicación sin infección (botulismo).

Patogenia:

- Presentan antígenos de superficie.
- Forman esporas, raras en *C. perfringens*.
- Presentan flagelos.

Clostridium perfringes:

- Presentan cápsula.
- Elaboran toxinas como la toxina α (lecitinasa, fosfolipasa C, hemolítica), β (enteritis necrosante), θ (protoxina activada por tripsina que aumenta la permeabilidad vascular de la pared intestinal) e ι (actividad necrosante y aumenta la permeabilidad vascular).
- Otras: Dnasa, colagenasa, hialurinasa, etc.
- PE: las esporas llegan a heridas, fracturas o útero posparto a través de la contaminación con tierra o heces, o procedente de los conductos intestinales. Posteriormente germinan y se convierten en células vegetativas, las cuales liberan sus toxinas, se diseminan y causan sus efectos patológicos.

Clostridium tetani:

- Toxinas: toxina tetánica o tetanoespasmina, tetanolisina (hemólisis), etc.
- PE: las esporas llegan a la piel lesionada por trauma penetrante, úlceras crónicas, cordón umbilical, procedimientos obstétricos e inyecciones infectadas. Las esporas germinan y producen sus efectos tóxicos.
- Normalmente las esporas se encuentran en el suelo y las heces fecales de animales de granja o domésticos. En el humano es habitante transitorio del intestino.

Clostridium difficile: produce dos toxinas, la A (enterotoxina) y la B (citotoxina). La A es quimiotáctica para neutrófilos y afecta a unión intercelular estrecha que aumenta la permeabilidad de la pared intestinal. La B provoca despolimerización de actina con destrucción del citoesqueleto. PE: boca a través de la ingestión de agua y alimentos contaminados.

Clostridium botullinum: toxina botulínica (neurotoxina) que provoca parálisis flácida al inactivar las proteínas que regulan la liberación de acetilcolina.

Manifestaciones:

Clostridium perfringes:

- Crepitación en el tejido subcutáneo y en el músculo, exudación fétida, necrosis progresiva, fiebre, toxemia, anemia hemolítica, shock y muerte (gangrena gaseosa).

- En ocasiones sólo se produce una celulitis o fascitis.

- Hipersecreción notable de yeyuno e íleon, con pérdida de electrolitos por la diarrea (intoxicación alimentaria).

- Enteritis necrosante.

Clostridium tetani: síntomas tempranos incluyen tensión o calambre, temblor en los músculos alrededor de la lesión, hipercontractilidad dolorosa, hiperreflexia en la extremidad lesionada, disfagia ligera, rigidez del cuello y de las mandíbulas (trismo), risa sardónica, opistótonos e irritabilidad general.

Clostridium difficile: desencadena diarrea sin colitis y colitis asociada a antibióticos hasta colitis pseudomembranosa severa.

Clostridium botullinum: provoca botulismo trasmitido por alimentos (parálisis flácida que comienza con náuseas, vómitos, xerostomía, parálisis de los músculos oculares, de la faringe (disfagia, disfonía), del cuello, tronco y miembros, la muerte sobreviene generalmente por parálisis de los músculos respiratorios), de heridas (complicación de una herida contaminada con esporas, por presencia de tierra o por abuso de drogas, síntomas son similares al botulismo de origen alimentario, con la diferencia de que los síntomas neurológicos se desarrollan sin antecedentes alimentarios) y del lactante (como consecuencia de la ingestión de alimentos contaminados con esporas, que germinan y producen toxinas a nivel del intestino).

Diagnóstico:

Clostridium perfringes:

- Muestras: material de las heridas por hisopado, pus y tejidos.

- Frotis: observación con coloración de Gram.

●Cultivo: se siembra en medio con carne molida, caldo trioglicato o agar sangre que se incuban en anaerobiosis, resiemrba en lecha para observar fermentación. Se puede observar crecimiento rápido y hemólisis beta.

●Identificación por reacción al sustrato.

●Identificación final por producción de toxina y su neutralización.

Clostridium tetani: descansa en el cuadro clínico y antecedente de heridas. Se puede realizar cultivo anaerobio de los tejidos de la herida contaminada (forma una película) y comprobando su aislamiento mediante neutralización por la antitoxina específica. En frotis se puede observar bacilo granpositivo con una espora terminal (aspecto de cuchara o palillo de tambor).

Clostridium difficile: aislamiento en coprocultivo, demostración de enterotoxinas o citotoxina en muestra fecal de paciente sintomático, PCR.

Clostridium botullinum: fundamentalmente clínico. Está basado en la demostración de la presencia de la toxina (bioensayo de ratón) y el cultivo en anaerobiosis.

Medidas preventivas

Clostridium perfringes: tratamiento temprano de las lesiones y uso de antimicrobianos.

Clostridium tetani: inmunización activa con vacunación, con reforzamiento: en adultos cinco dosis, al primer contacto, al mes de este, a los 8 meses, al año y 8 meses, a los dos años y 8 meses. En niños: tres en pentavalentes (2, 4 y 6 meses), primera reactivación al año después de las tres pentavalentes (DPT), segundo refuerzo con DPT a los 5 años y tercera reactivación con dT a los 15 años.

Nocardia spp. Son bacilos aerobios parcialmente ácido-alcohol resistentes, que se encuentran ampliamente distribuidos, en la tierra y el agua. Las infecciones se adquieren mediante inhalación (pulmonar) o introducción traumática (cutánea). Son patógenos oportunistas de pacientes inmunocomprometidos. Presentan ácido micólico en su pared celular (de cadena intermedia, más corto que *Mycobacterium*). La evasión de la destrucción fagocítica es el principal factor de virulencia: evitan la fusión del lisosoma (mediada por el factor del cordón), la acidificación del fagosoma (secretan catalasa y superóxido desmutasa) y la destrucción mediada por la fosfatasa ácida (la utilizan como fuente de carbono). Después de la inhalación y posterior aspiración de las bacterias, se desarrolla una enfermedad broncopulmonar subaguda o crónica (formación abscesos, necrosis y cavitaciones, con la posterior diseminación sistémica, al SNC y la piel). Las lesiones de la piel pueden provocar micetoma, enfermedad linfocutánea, celulitis y abscesos subcutáneos, y abscesos cerebrales. Entre las medidas encontramos la prevención en pacientes susceptibles (tratamiento con corticosteroides, inmunodepresión, trasplante de órganos, SIDA y alcoholismo) y el tratamiento de elección sulfametoxasol-trimetoprim, y otros según pruebas de susceptibilidad.

Corynobacterium spp. Son bacilos aerobios pleomórficos (características micro y macro variadas) aunque generalmente son alargados irregulares con un extremo en palo de golf, acomodados en forma paralela, angulada o ramificados. La mayoría son fermentadores. Son ubicuas en las plantas y animales y colonizan la piel, aparato digestivo y tracto urogenital en humanos. El patógeno representativo es *C. diphtheriae*, con la toxina diftérica como su factor de virulencia más importante. Es una proteína termolábil que inhibe la síntesis proteína. Provoca destrucción del epitelio y respuesta inflamatoria superficial. El epitelio necrótico queda en la fibrina exudativa y los eritrocitos y leucocitos, de manera que se forma una "pseudomembrana" grisácea que se adhiere con firmeza sobre amígdalas, faringe o laringe. Las infecciones se diseminan mediante gotitas de secreciones respiratorias o por el contacto con individuos susceptibles. La difteria respiratoria se caracteriza por fiebre, dolor de garganta, malestar general, dificultad respiratoria; puede haber arritmias, dificultades visuales, de lenguaje, de la deglución o del movimiento de los brazos o las piernas; todas estas suelen espontáneamente, con la expectoración de la pseudomembrana. La difteria cutánea se caracteriza por la formación de una membrana en la herida que no logra cicatrizar. El diagnóstico es fundamentalmente clínico y epidemiológico. Los frotis teñidos con azul de metileno alcalino o con tinción de Gram muestran bacilos con forma de microesferas con una disposición característica. Las muestras deben ser inoculadas en una placa de agar con sangre, y un medio selectivo como placa de telurita. Las colonias someterse a pruebas de toxigenicidad. Puede usarse prueba de cistricina (positiva) y pirazinamidasa (negativa). El tratamiento se basa en gran parte en la supresión rápida de las bacterias productoras de toxina por los fármacos antimicrobianos y la administración inicial de la antitoxina específica contra la toxina formada por los microorganismos en su lugar de entrada y multiplicación. Vacunación (ver tétanos).

Actinomyces spp. Son bacilos o bastones anaerobios estrictos o microaerófilos, no esporulados y no encapsulados. Tienen bajo potencial de virulencia, sólo se produce enfermedad cuando las barreras mucosas normales se alteran por traumatismos, cirugía o infección. Las infecciones son endógenas (sin indicio de propagación de persona a persona). Hay desarrollo de lesiones granulomatosas crónicas que se tornan supurativas y dan lugar a abscesos conectados entre sí mediante fístulas. Se manifiesta enfermedad granulomatosa o piógena de evolución lenta con formación de abscesos o úlceras que drenan con fístula. Presenta las variedades cervicofaciales (cuando higiene bucodental deficiente), torácica (absceso pulmonar), abdominal (abscesos peritoneales), pélvica o cerebral (absceso cerebral solitario). El diagnóstico es predominantemente clínico. En la tinción de Gram tienen una longitud muy variable; pueden ser filamentos cortos y en forma de bastón, o largos y delgados en forma de gota o microesfera. Pueden ser ramificados o no ramificados. Crecen con lentitud. Se pueden detectar gránulos de sulfuro o azufre (masas de microorganismos filamentosos unidos entre sí por fosfato cálcico). El tratamiento implica la combinación del drenaje de un absceso localizado o el desbridamiento quirúrgico de los tejidos afectados y la administración prolongada de antibióticos (penicilina de elección).

Micobacterias

Características generales

- Pertenecen a la familia Mycobacteriaceae, son bacilos delgados, aerobios, no esporulados, no encapsulados e inmóviles.

- Una vez captan el colorante básico, resisten la decoloración con alcohol acidificado, por ello se les llama bacilos ácido-alcohol resistentes (BAAR).

Mycobacterium tuberculosis:

- Bacilo recto y delgado, aunque en medios artificiales se observan formas cocoides y filamentosas. No se emplea coloración de Gram, pero si Ziehl-Neelsen.

- Son aerobias estrictas, resisten agentes químicos y físicos.

Mycobacterium leprae:

- No ha podido ser cultivado en medios artificiales, sólo en modelos animales (armadillos).

- Bacilo corto, que se reproduce en vivo en los macrófagos de la piel (histiocitos) y los nervios (células de Schwann), y a menudo en las células endoteliales de los vasos sanguíneos.

- Con coloración de Ziehl-Neelsen modificada se observan aislados, en haces de bacilos paralelos o en paquetes globulares (globis).

Micobacterias atípicas: se han identificado por cultivo otras micobacterias con grados diversos de patogenicidad. Se agruparon en un inicio de acuerdo con la rapidez de proliferación en diversas temperaturas y la producción de pigmentos:

- Crecimiento lento:
  - Fotocromógenos: *M. asiaticum, M. marinum, M. simiae* y *M. kansasii*
  - Escotocromógenos: *M. flavescens, M. gordonae, M. scrofulaceum, M. szulgai.*
  - No cromógenos: complejo de *M. avium* (MAC): *M. celatum, M. haemophilum, M. gastri, M. genavense, M. ulcerans,* etc. La subespecie hominissuis es causante de enfermedad en humanos y cerdos, enfermedad diseminada en pacientes con infección por VIH; linfadenitis cervical en niños; enfermedad pulmonar crónica en adolescentes con fibrosis quística y adultos ancianos con enfermedad pulmonar de base. No responde bien a los antituberculosos de primera línea.

- Crecimiento rápido: *M. abscessus,* grupo de *M. fortuitum,* grupo de *M. chelonae, M. immunogenum, M. mucogenicum, M. phlei,* etc.

En la actualidad varios han sido identificados por medio de sondas de DNA o técnicas de secuenciación de DNA. Muchos se presentan en el entorno, no se transmiten con facilidad entre personas y constituyen patógenos oportunistas.

Patogenia:

Mycobacterium tuberculosis:

•Determinantes: contiene lípidos (pueden generar granulomas, necrosis caseosa, y provocar la formación de cordones celulares que inhiben la migración leucocitaria), proteínas (inducen la reacción de la tuberculina) y polisacáridos (hipersensibilidad inmediata y antigénica).

•PE: respiratoria a través de la inhalación de micobacterias en gotas de secreción respiratoria u oral a través de la ingestión de secreciones pulmonares, amigdalinas y de los ganglios cervicales; es posible que penetre por la piel provocando lesiones regionales.

•Luego el MO se establece y prolifera en los alveolos pulmonares y producen lesiones exudativas (inflamación aguda que puede cicatrizar, dar lugar a necrosis masiva o evolucionar a lesiones productivas) y productivas (granuloma crónico denominado tubérculo, que puede romperse y formar cavidades o cicatrizarse por fibrosis o calcificación).

•En la pared intestinal provoca adenitis mesentérica. En la piel provoca lesiones regionales.

•Puede diseminarse por conductos linfáticos y alcanzar la corriente sanguínea y por los bronquios y el aparato gastrointestinal. Una vez establecida dentro de las células de defensa en todos los órganos es difícil un tratamiento efectivo.

Mycobacterium leprae:

•Determinantes: contiene peptidoglicanos y glicolípidos fenólicos (desactivan el complemento e inhiben la fagocitosis); antígenos protéicos.

•Curso de la enfermedad depende del grado de inmunodepresión más características del bacilo y afecta principalmente piel y nervios periféricos.

Manifestaciones clínicas:

Mycobacterium tuberculosis: son variables. Tuberculosis (TB): fatiga, debilidad, pérdida de peso y fiebre. Las lesiones pulmonares que ocasionan tos crónica y esputo sanguinolento generalmente están relacionadas con lesiones muy avanzadas. Puede presentarse meningitis o alteraciones del aparato urinario en ausencia de otros signos de TB. La diseminación por la circulación sanguínea implica una TB miliar con lesiones en muchos órganos.

Mycobacterium leprae: las lesiones afectan las zonas más frías del cuerpo: miembros, oreja, nariz, glúteos, dorso de la espalda, ojos, testículos. Formas clínicas según Ridley y Jopling:

- Forma indeterminada (LI): lesiones maculares hipo, hiper o acrómicas o rosadas, con disminución o ausencia de la sensibilidad en la lesión, generalmente son lesiones únicas y escasas localizadas con facilidad en los ejes longitudinales de los miembros, cara o glúteos.

- Forma lepromatosa (LL): forma más severa, comprometiendo piel, mucosas, SNP y órganos internos. Presentan lesiones múltiples, infiltradas, de coloración eritematoviolácea, extendidas y con bordes no marcados, nódulos o lepromas que llegan a la ulceración. Se observan infiltraciones en manos, pómulos, lóbulos auriculares y alopecia total o parcial de cejas y pestañas; pueden presentar queratitis e iritis con enrojecimiento conjuntival y toman la configuración de la conocida "facie leonina"; también suelen estar presentes los procesos paralíticos de los nervios faciales, lo que produce la "facie anatómica o inexpresiva". Las afectaciones neurales no son tan relevantes.

- Forma tuberculoide (TT): se observan lesiones únicas y de número escaso; son eritematosas, infiltradas y focalizadas con contornos definidos, y con frecuencia la rodean elementos pequeños que van desde pápulas hasta tubérculos. Se destaca el engrosamiento nervioso asimétrico y puede ser palpado el nervio.

- Forma borderline (LB). Presenta tres tipos: uno de ellos es el borderline lepromatoso (BL) o subpolar lepromatoso, borderline tuberculoide o borderline borderline. Puede evolucionar hacia otras formas.

- Forma neural pura (LNP). No son frecuentes los pacientes con esta forma de lepra; en ellos el bacilo afecta solamente los nervios y no se aprecian manifestaciones cutáneas de la enfermedad.

Diagnóstico:

Mycobacterium tuberculosis: prueba de tuberculina positiva, aislamiento de los bacilos.

- Clínico: paciente con tos de más de 14 días de evolución, que tiene factores de riesgo (procedencia, edad, hacinamiento, VIH/SIDA, etc.).

- Epidemiológico: que procede de zona con alta prevalencia o endémica de M. tuberculosis.

- Microbiológico:

- Muestra: esputo fresco, lavados gástricos, orina, líquido pleural, biopsia, sangre, y otros materiales sospechosos.
- Examen microscópico: detección de BAAR por examen directo o baciloscopía, mediante tinción de Ziehl-Neelsen, Kinyoun, fluorocromo Truant o colorante fluorescente auramina O.
- Cultivo: cultivo en medios selectivos (con antibióticos, como agar semisintético (Middlebrook), huevo espesado (Löwenstein-Jensen, o acidificado de Ogawa) o de caldo (más rápido, con sensores de desarrollo bacteriano)) y no selectivos. Incubación a 37°C, en CO_2 al 10% durante 8 semanas.
- Genética molecular: amplificación de RNA o DNA con PCR y sus variantes.

•Inmunológico:

- Prueba de la sensibilidad a la tuberculina (reacción de Mendel-Mantoux): es positiva cuando hay presencia, a las 48-72 horas, de un halo inflamatorio de 10 mm o más alrededor de la zona en que se inyecta 1 ml intradérmico de derivado proteico purificado (PPD). Carece de valor diagnóstico cuando el paciente se ha vacunado o ha sido expuesto a la enfermedad. Puede tener algún valor en niños menores de 3 años no vacunados o cuando hay viraje inmunológico (positivo después de dos años) en adultos.
- Serología: prueba de liberación de interferón gamma (IGRA, mide la respuesta de la inmunidad celular a antígenos específicos que están ausentes en BCG y MAC mediante la medición en sangre interferón gamma), ELISA y ELISpot.

•Radiológico (lesiones diversas) y de anatomía patológica (signo característico es el granuloma: estructuras concéntricas que tiene una zona central de necrosis caseosa, rodeada de células gigantes multinucleadas, monocitos e histiocitos y un borde externo celular de fibrosis).

Mycobacterium leprae: basado en el examen físico, la biopsia de piel y la baciloscopia.

•Clínico: la presencia de lesiones cutáneas indoloras.

•Muestra: mucosa nasal o de la piel, siendo esta última la generalizada.

•Coloración de Ziehl Neelseen modificada: Bacilos sólidos (tinción uniforme), Bacilos fragmentados (coloración irregular, pero con contornos definidos), Bacilos granulados (coloración irregular con contornos no definidos), Globis (Macrófagos conteniendo de 50 a un 100% de bacilos, agrupación típica de la LL).

- Baciloscopía (escala de logarítmica de Ridley): Índice baciloscópico (de 0 a 6+) que se basa en el promedio de bacilos observados. Índice morfológico: porcentaje de bacilos sólidos respecto al total de 100 bacilos BAAR encontrados. Índice de paciente: criterio variable. Número y forma de globis (características de lepra lepromatosa). Puede ser paubaciliar cuando no se observan bacilos o son muy pocos (característico de lepra tuberculosa, borderline tuberculosa e indeterminada) y multibaciliar (lepra lepromatosa, borderline lepromatosa y borderline borderline).

- Pruebas serológicas: conteo de GLP-1 (epidemiológico), ELISA y PCR.

Medidas preventivas:

Mycobacterium tuberculosis: Mejoramiento de las condiciones higiénico-sanitarias y sociales (hacinamiento). Educación a la población. Quimioprofilaxis (rifampicina diaria durante 4 meses). Disminuir la resistencia individual del hospedero, así como los factores predisponentes (enfermedad crónica, uso de inmunosupresores, e infección con VIH). Inmunización (BCG en recién nacidos). Erradicación de la TB en ganado bovino y pasteurización de la leche.

Mycobacterium leprae: Identificación precoz y tratamiento. Vigilancia epidemiológica. Educación adecuada de los pacientes y población en general.

Cocobacilos gramnegativos

Haemophilus spp.

Características generales

- Son bacilos gramnegativos pequeños, anaerobios facultativos, pertenecientes a la familia Pasteurellaceae.

- La mayoría tiene necesidades de crecimiento exigentes y precisa de medios enriquecidos para su aislamiento, por lo general que contengan sangre o sus derivados, para su aislamiento.

- La mayoría de las especies necesitan factores de crecimiento: hemina (factor X) y NAD (factor V). Aunque estos están presentes en medios enriquecidos con sangre, el agar sangre de carnero se debe calentar ligeramente primero para disminuir los inhibidores de factor V. Por este motivo el agar sangre calentado (chocolate) se usa para el aislamiento de *H. influenzae.*

- Las especies más importantes son *H. influenzae*, *H. aegiptius*, y *H. ducrei.*

Patogenia:

- Presentan pared celular con lipopolisacárido con actividad de endotoxina y membrana externa con proteínas específicas.

  H. influenzae:

- Los que son identificables serotípicamente tienen una cápsula de polisacárido (antifagocítica, de fosfato de polirribitol en H. influenzae tipo b) que determina seis serotipos antigénicos (a-f).

- De acuerdo con reacciones bioquímicas (producción de indol, actividad ureasa y actividad ornitina descarboxilasa) se subdividen en 8 biotipos.

- Coloniza la orofaringe (gracias a pili y adhesinas) y de ahí se pueden diseminar localmente o hacia las vías respiratorias inferiores.

Manifestaciones:

- *H. influenzae*: laringotraqueítis obstructiva fulminante con epiglotis edematosa en niños pequeños, meningitis, sinusitis, otitis media, bronquitis y neumonía; otras más raras como celulitis y artritis.

- *H. aegyptius* (bacilo de Koch-Weeks), puede producir conjuntivitis aguda purulenta epidémica.

- *H. ducreyi* produce cancroide o chancro blando, con una pápula dolorosa con base eritematosa que luego se ulcera y se torna dolorosa con o sin linfadenopatía inguinal.

- Otras especies pueden producir infecciones oportunistas, como otitis media, conjuntivitis, sinusitis, endocarditis, meningitis y abscesos dentales.

Diagnóstico

- Muestra de hisopado laríngeo, punción-aspiración directa (otitis y sinusitis), esputo o lavado bronquial, LCR, hemocultivo.

- Examen directo de la muestra con tinción de Gram: bacilos gramnegativos, cocobacilos y grandes filamentos pleomorfos.

- Cultivo: se utiliza generalmente agar chocolate, y otros medios enriquecidos con factor V y factor X. También crece alrededor de colonias de *S. aureus* en agar sangre (fenómeno de satelitismo). *H. aegyptius* crece mejor en medio enriquecido con 1% de IsoVitaleX.

- Detección de antígenos: antígeno capsular PRP para *H. influenzae* tipo b con aglutinación.

Moraxella spp. La clasificación de este género ha cambiado mucho, pero la especie más importante es *M. catarrhalis*. Es un diplococo gramnegativo oxidasa-positivo aerobio estricto. Es una causa frecuente de bronquitis, bronconeumonía (ancianos con enfermedades pulmonares crónicas), sinusitis y otitis (en personas sanas). La mayoría son resistentes a la penicilina porque producen betalactamasas.

Acinetobacter spp. Son bacterias gramnegativas aerobias que tienen una amplia distribución en el suelo y el agua y a veces se cultivan de piel, mucosas, secreciones y el medio hospitalario. *A. baumanii* es la especie que más se aísla, tiene aspecto de coco o cocobacilar, a veces en forma diplococo grande. Se diferencia de MO similares como *Neisseria*, por ser oxidasa negativo; además es catalasa positivo y no fermentador, lactosa negativo. A menudo es comensal, pero genera una afección oportunista intrahospitalaria. A veces se desarrolla neumonía porque coloniza los ventiladores hospitalarios. Es resistente a múltiples antibióticos, a veces el único activo es colistina, por lo tanto, los estudios de sensibilidad son importantes.

Bacilos o espirilos gramnegativos intestinales

Vibrio spp.

- Pertenece a la familia Vibrionaceae, habituales en aguas y ambientes marinos.
- Son bacilos cortos, curvos en forma de coma, pueden presentarse simples en forma de S, parejas o cadenas, y flagelados.
- No tiene altos requerimientos nutricionales, crecen en medios líquidos, son aeróbicos, oxidasa positivos generalmente.
- Presentan antígenos O (termoestable) y H (termolábil), flagelina en su flagelo polar y pili. El serogrupo O1 y O139 son los más frecuente, presenta los serotipos Inaba, Ogawa y Hikojima, y los biotipos Clásico y El Tor.
- Además, *Vibrio cholerae* tiene enzimas proteolíticas (hemolisinas), neuraminidasa, hemaglutininas y toxina colérica (provoca un incremento de AMPc que favorece la secreción a la luz intestinal de agua y electrolitos) y otras toxinas, que aumentan la permeabilidad de la mucosa intestinal.
- La puerta de entrada es oral a partir de agua y alimentos contaminados. *V. cholerae* desencadena una diarrea aguda de comienzo repentino, profusa, no hay dolor abdominal, los vómitos pueden estar presentes, rápida deshidratación, acidosis y colapso periférico.
- Otras afecciones asociadas a vibrios: peritonmitis, gastroenteritis, bacteriemia, infecciones de heridas, otitis, conjuntivitis, etc.
- El diagnóstico, además de clínico y epidemiológico, se realiza mediante el examen de una muestra de heces utilizando microscopía en campo oscuro o contraste de fase, donde se observarán los microorganismos móviles; también puede hacerse fluorescencia.
- El cultivo se realiza en medios de enriquecimiento (agua peptonada alcalina de pH 9 con 1% de NaCl), luego se siembra en medios selectivos (TCBS agar, Vibrio agar o TG agar).
- Pruebas bioquímicas: oxidasa positivo, fermenta glucosa, produce ácido pero no gas, lactosa negativo, reduce nitratos, indol positivo, reacción de VP positiva, descarboxila lisina e hidroliza arginina. Otras pruebas: serología para tipificación, estudios de ADN y toxina colérica.

Campylobacter spp.

- Son bacilos gramnegativos curvos o en espiral ("alas de gaviota"), móviles, catalasa y oxidasa positivos.
- *C. jejuni* es el principal patógeno del grupo. Presenta lipopolisacárido endotóxico.
- Se produce infección por ingestión de agua y alimentos contaminados (aves de corral).
- Provoca diarrea febril que a veces es sanguinolenta. Puede provocar pseudoapendicitis, síndrome de Guillain-Barré y artritis reactiva.
- La muestra puede examinarse con tinción de Gram modificada con carbol-fuccina.
- Proliferan bien en medios de cultivo a 42°C que contiene O2 al 5%, CO2 al 10% y antibióticos contra bacterias intestinales utilizando muestras de heces recién emitidas. También se puede utilizar medio de cultivo Campy-BAP (5 antimicrobianos y sangre de carnero al 10%).
- Pruebas bioquímicas: no oxidan ni fermentan carbohidratos, reducen nitratos, HS e hipurato positivos.

Helicobacter spp.

- Son bacilos gramnegativos curvos, son ureasa (*H. pylori*), catalasa y oxidasa positivos, muy móviles.
- Las infecciones son frecuentes, los seres humanos son los reservorios principales, existe trasmisión fecal-oral importante, son ubicuos y ampliamente distribuidos.
- Los helicobacter enterohepáticos más importantes asociados con gastritis y bacteriemia en seres humanos son *Helicobacter cinaedi* y *Helicobacter fennelliae* (en inmunodeprimidos).
- *H. pylori* es capaz de neutralizar el ácido del estómago gracias a su proteína inhibidora de ácido y la actividad de la ureasa. Es capaz de moverse rápidamente hacia zonas de pH neutro en la profundidad de la mucosa donde se adhiere y evita la respuesta inmune.
- Se producen lesiones tisulares localizadas por los productos generados por la ureasa, mucinasa, fosfolipasas y la actividad de la citotoxina vacuolizante A (VacA) (causa lesiones en las células mediante la formación de vacuolas). Es capaz de inyectar la proteína CagA (sistema de secreción tipo VI) en las células epiteliales, donde interfiere

con la estructura del citoesqueleto normal e induce la producción de interleucina 8 (IL-8), que atrae a los neutrófilos.

- *H. pylori* es una causa importante de gastritis aguda y crónica, úlceras pépticas, adenocarcinoma gástrico y linfoma tisular linfoide asociado a la mucosa (MALT).
- El diagnóstico se realiza con biopsia de mucosa gástrica, aunque también la prueba de antígeno en heces es sensible y específica. Otras: ureasa en cultivo y en aliento, serología para demostrar exposición, PCR.
- El cultivo requiere incubación en condiciones microaerófilas; el crecimiento es lento; relativamente insensible, salvo que se cultiven múltiples biopsias.
- Tratamiento: requiere de 3 a 4 fármacos donde al menos haya un inhibidor de la bomba de protones y un antibiótico.

Enterobacterias

Características generales:

- Son bacterias que pertenecen a la familia Enterobacteriaceae: *Budvica, Buttiauxella, Cedecea, Citrobacter, Edwardsiella, Enterobacter, Escherichia-Shigella, Ewingella, Hafnia, Klebsiella, Kluyvera, Koserella, Leclercia, Leminorella, Moellerella, Morganella, Obesumbacterium, Pragia, Proteus, Providencia, Rhanella, Salmonella, Serratia, Tatumella, Xenorhabdus, Yersinia* y grupos entéricos.

- Bacilos en su mayoría gramnegativos no esporulados, que fermentan y oxidan la glucosa, carecen de citocromo oxidasa, reducen los nitratos a nitritos. Son oxidasa negativos (excepto *Plesiomonas* spp.) y catalasa positivos (excepto *Shiguella dysenteriae*).

- Tamaño de 0,5 y 2 µm de ancho, y de 2 a 4 µm de largo. Son ubicuos.

- La temperatura óptima de crecimiento es 37°C (algunas toleran desde 1°C hasta 42°C), son aeróbicas o anaeróbicas facultativas y sus requerimientos nutricionales no son altos (crecen en la mayoría de los medios de cultivo).

- No pueden clasificarse sobre la base de la coloración de Gram, puesto que la gran mayoría sus miembros se presentan con la misma forma y afinidad tintoreal.

- Hábitat: el intestino del hombre y los animales, parasitar a plantas o tener vida saprofítica.

- Pueden ser móviles por medio de flagelos perítricos, o pueden carecer de estos y ser inmóviles (*Klebsiella, Shiguella* y *Yersinia*).

- Causan infecciones tanto comunitarias como asociadas a la atención médica, otras veces oportunistas. Infecciones entéricas o infecciones fuera del tracto intestinal.

- Todas comparten un antígeno común enterobacteriano.

- Presentan antígenos somáticos (O) que determinan los grupos serológicos, las cepas encapsuladas presentan antígenos K, y también antígenos M (*Salmonella*), Vi (*S. typhi, E.coli, Citrobacter*), H (flagelos de cepas móviles).

- Pueden producir bacteriolicinas (colicinas de *E. coli*) y endotoxinas.

- Factores de virulencia asociados a enterobacterias:

  - Endotoxina: depende del componente lípido A de lipopolisacárido, que se libera durante la lisis celular.

  - Cápsula: tiene antígenos capsulares hidrofílicos que impiden la fagocitosis.

- Variación de fase antigénica: los antígenos se pueden expresar alternativamente o bien no expresarse en absoluto, lo que dificulta la respuesta inmune.
- Sistemas de secreción de tipo III: facilita la transferencia de factores de virulencia al interior de las células hospedadoras. Ej. *Yersinia, Salmonella, Shigella, Escherichia* enteropatógena, *Pseudomonas, Chlamydia.*
- Secuestro de factores de crecimiento: producen sideróforos o compuestos quelantes del hierro (enterobactina y aerobactina).
- Resistencia al efecto bactericida del suero.
- Resistencia antimicrobiana.

Escherichia coli

Patogenia y manifestaciones clínicas

Además de los factores generales que comparte con otras enterobacterias, posee factores de virulencia especializados que permiten diferenciarlas. Los factores de las cepas que producen gastroenteritis o diarrea se clasifican en adhesinas y exotoxinas.

a) *E. coli* enteropatógena (ECEP):

- Sus características histopatológicas les permiten realizar la adherencia y el borramiento de las microvellosidades de los enterocitos (intestino delgado).
- La adherencia está mediada por poli formadores de haces (BFP) e intimina, que le permiten formar densas microcolonias en la superficie del enterocito.
- Transducción de señal por medio de proteínas secretadas: provocan cambios en el citoesqueleto de las células epiteliales.
- Lo anterior da lugar a malabsorción y diarrea acuosa con vómitos. A veces se produce reacción inflamatoria local con presencia de PMN. Afecta sobre todo a lactantes.

b) *E. coli* enterotoxigénica (ECET):

- Colonizan intestino delgado gracias a fimbrias (adhesinas: antígenos del factor de colonización CFA/I, CFA/2 y CFA/3) y producen enterotoxina (termolábil LT-1 y termostable STa).
- Las toxinas provocan diarreas acuosas (secretora) sin moco, sangre o pus. Diarrea del viajero: acuosa, vómitos, espasmos abdominales, náuseas, febrícula.

•El hombre es el principal reservorio y las vías de transmisión son principalmente la ingestión de agua y alimentos contaminados.

c) *E. coli* enteroinvasiva (ECEI):

•Posee un antígeno del plásmido invasivo y hemolisina (HlyA).

•Semejante a *Shigella*: penetra el epitelio celular, lisis de la vacuola endocítica, multiplicación intracelular, movimiento direccional en el citoplasma y extensión dentro de las células del epitelio adyacentes.

•Afecta la mucosa colónica: produce fiebre, espasmos y diarrea acuosa que puede progresar a inflamación con diarreas mucopiosanguinolentas, cólicos y tenesmos, ulceraciones, fiebre y PMN en heces.

d) *E. coli* enterohemorrágica (ECEH) o productora de toxina shiga (ECTS):

•Produce toxinas: toxinas shiga (Stx-1 y Stx2), verotoxinas (VT) o citotoxina y hemolisina. Las toxinas Shiga provocan interrupción de la síntesis proteica.

•Presenta fimbrias (con adhesinas muy parecidas a ECEP), produce efecto A/E (adhesión y borramiento).

•Produce diarrea inicialmente acuosa seguida de colitis hemorrágica con espasmos abdominales, la fiebre y los vómitos no son frecuentes.

•Complicaciones: síndrome hemolítico urémico, colitis isquémica, neumonía, edema pulmonar, IMA, convulsiones y coma.

e) *E. coli* enteroagregativa (ECEA):

•Presentan fimbrias adherentes agregantes (AAF/I, AAF/II, AAF/III), producen un aumento del moco, provocando formación de un biofilm moco-bacteria, que produce colonizaciones persistentes y diarrea acuosa persistente con vómitos, deshidratación y febrícola.

•Provoca efectos citotóxicos en la mucosa intestinal (toxina termoestable enteroagregante; toxina codificada por plásmidos), acortamiento en la microvellocidades, necrosis hemorrágica, respuesta inflamatoria moderada con edema e infiltración de la submucosa con células mononucleares.

f) *E. coli* difusamente adherente (ECDA):

•Presentan fimbrias, producen diarreas infantiles, líquidas sin sangre ni leucocitos. Las cepas de que colonizan el tracto urinario tienen adhesinas (principalmente pili P, AAF/I, AAF/II y Dr), que se unen a las células que recubren la vejiga y el tracto urinario superior (evitando la eliminación de las bacterias durante la micción) y hemolisina HlyA, que lisa los eritrocitos y otros tipos celulares (llevando a la liberación de citocinas y a la estimulación de la respuesta inflamatoria).

Es importante aclarar que a pesar de que *E. coli* es un miembro de la microbiota del paciente, puede ocasionar infección cuando las defensas del paciente se alteran (p. ej., a través de un traumatismo o supresión de la inmunidad), y entonces, pueden comportarse como patógenos oportunistas cuando los intestinos se perforan y las bacterias acceden a la cavidad peritoneal. Sin embargo, la mayor parte de *E. coli* que causan enfermedad digestiva y extraintestinal lo hacen porque han adquirido factores de virulencia específicos codificados en plásmidos o en ADN de bacteriófagos.

E. coli es capaz de producir también infecciones en neonatos (menores de 1 mes), sobretodo meningitis neonatal, donde predomina el serotipo K1 (antígeno capsular). La septicemia por *E. coli* tiene como origen fundamental las infecciones del tracto urinario o digestivo.

Diagnóstico

E. coli fermenta la lactosa y es indol positivo. Son anaerobios facultativos.

- ECEP: se basa en el aislamiento a partir de medios diferenciales utilizando heces recién emitidas. Se realiza la selección de las colonias que fermentan lactosa, luego estudio fisiológico, y después estudio serológico de grupo utilizando sueros comerciales.

- ECET: detección de las toxinas mediante inoculación en ratón lactante, ELISA; cultivo en células Y-1 o CHO, test de Biken, técnicas de aglutinación (para TL); y radioinmunoensayo (para TE).

- ECEI: invasividad se estudia por la reacción de Séreny en la conjuntiva del cobayo, así como por la invasión en estudios en células HeLa; PCR y ELISA para detección de los plásmidos.

- ECEH: cultivo de heces recién emitidas y estudios serológicos de grupo, determinación de VT, que puede hacerse directamente a partir de filtrados de heces fecales o de colonias aisladas. Cultivo en células Vero para observar citotoxicidad, hibridación del ADN cromosomal, por PCR o por ELISA.

- ECEG: aislamiento a partir de las heces de pacientes y demostración del patrón autoagregativo (AA) en células HEp-2. Se puede aplicar la hibridación del ADN del plásmido, PCR, formación de película en cultivo en caldo de Mueller-Hilton, así como en tubos o placas visualizadas con Giemsa.

- ECDA: padrón de adherencia difusa en células HEp-2, e hibridación de ADN.

Shigella spp.

Características:

- Agente etiológico de la disentería basilar (shiguelosis), una de las causas más frecuentes de diarreas.

- Es lactosa negativo, no móvil, lisina negativa, generalmente no produce gas a partir de glucosa, citrato negativo, ureasa negativo, H_2S negativo e indol negativo.

- Los genes que posibilitan su patogenicidad se encuentran en un gran plásmido de virulencia, pero su regulación corresponde a genes cromosómicos.

- Son patógenas: *S. dysenteriae, S. flexneri, S. boydii y S. sonnei.*

Patogenia

- Presentan en los antígenos somáticos O (permite diferenciar los serogrupos) y K.

- La enfermedad se produce en la mucosa del colon y del recto, la diseminación es rara.

- Parecen tener predilección células M de las placas de Peyer, a las cuales se adhieren.

- Gracias al sistema de secreción tipo III, con capaces de secretar 4 proteínas (IpaA, IpaB, IpaC, IpaD) en las células epiteliales y en los macrófagos.

- Las membranas de estas células ondulan y permiten la entrada de la bacteria.

- Luego se produce lisis de la vacuola, replicación intracitoplasmática, paso de una célula a otra (sin desencadenar respuesta inmune), y apopotosis de macrófagos (con la respectiva liberación de mediadores y respuesta inflamatoria).

- Secreta la toxina de shiga, afecta intestino (daño endotelial, inhibe absorción de nutrientes, lisis de eritrocitos), glomérulo (insuficiencia renal) y SNC (meningitis). La toxina inhibe la síntesis proteica, al inactivar la subunidad 60S de los ribosomas.

- El hombre es tanto reservorio como hospedero natural, la infección se contrae por vía oral-fecal, de persona a persona o por la ingestión de agua y alimentos contaminados o por vectores aéreos.

Manifestaciones clínicas

- La shiguelosis comienza con fiebre, dolor abdominal y diarreas acuosas (gastroenteritis por *Shigella*); luego aparecen los pujos, tenesmos y heces mucopiosanguinolentas (disentería bacteriana por *S. dysenteriae*).

- Complicaciones: deshidratación, sepsis por CID, síndrome urémico hemolítico y púrpura trombocitopénica trombótica.

Diagnóstico

- Muestra. Heces fecales recién emitidas, hisopado rectal o raspado de la mucosa por rectosigmoidoscopía.

- Identificación por colonias, cultivadas en medios diferenciales (Mac Conkey agar), selectivos (SS agar, XLD agar y Hektoen agar) y de enriquecimiento (medio de Silliker), por sus características fisiológicas sobre el sustrato (no fermentan lactosa, pero si manitol; HS negativo y ornitina descarboxilasa positiva sólo en S. sonnei).

- Diferenciación serológica con sueros identificadores de antígenos O.

- Estudios del ADN y PCR, hemaglutinación pasiva para anticuerpos.

Salmonella enterica

Características:

- El género está integrado por una sola especie denominada *Salmonella enterica*, la cual tiene los serotipos descritos, la mayoría de los afectan a los humanos se encuentran en la subespecie I.

- Los cultivos no fermentan lactosa, la mayoría de las cepas son móviles (flageladas), producen ácido y gas a partir de glucosa, sin indol negativo, HS positivo y ureasa negativo.

- Muchos de sus determinantes están codificados por dos grandes agregados de genes: islotes de patogenicidad I y II.

Patogenia

- Presenta antígenos somáticos (O), que permite su clasificación serológica y antígenos flagelares (H).

- Presenta además antígenos de superficie Vi y M.

- Islote I: proteínas invasivas secretadas por Salmonella (Ssps) y sistema de secreción tipo III.

- Islote II: genes que permiten evadir respuesta inmune y otro sistema de secreción tipo III.

- PE: vía oral a través de agua y alimentos contaminados con heces (aves de corral, huevos y productos lácteos).
- Al llegar al ID distal penetra las células epiteliales y es ingerida por las células M de las placas de Peyer, se extiende por penetración a células epiteliales absortivas columnares adyacentes. Se multiplica dentro de la vacuola endocítica. Provoca inflamación e invasión de PMN. Algunas son capaces de penetrar al sistema retículoendotelial, la sangre y la circulación linfática, provocando bacteriemia.

Clasificación clínico-epidemiológica:

- Salmonelas que producen cuadros septicémicos (*S. cholerae-suis*)
- Salmonelas que producen fiebres intestinales (*S. typhi* y *S. paratyphi* A, B y C.)
- Salmonelas que producen cuadros gastroentéricos (el resto, como *S. enterica*)

Manifestaciones

- La mayoría de las salmonelosis son de origen animal, exceptuando la fiebre tifoidea, y las fiebres paratíficas cuyo único reservorio es el hombre.
- Agente causal de la fiebre tifoidea: fiebre alta, sudoración profusa, gastroenteritis y diarrea.
- Intoxicación alimentaria provoca gastroenteritis no complicada: náuseas, vómitos, cólicos, diarreas sin sangre y fiebre. Puede haber espasmos abdominales, las mialgias y la cefalea.
- Algunas cepas pueden pasar a la sangre, provocando bacteriemia y siembras a distancia, más frecuente SNC, hueso, riñón, pulmón. Otras provocan colonización asintomática.

Diagnóstico

- La muestra depende del cuadro clínico: heces fecales recién emitidas, hemocultivo antes de tratamiento y pico febril, LCR, pus, orina, etc.
- La muestra de sangre y LCR se siembra en caldo cerebro-corazón, y en placas de agar sangre el resto de las muestras, excepto heces fecales.
- Para heces fecales se utiliza dos medios selectivos (SS agar, XLD agar, desoxicolato agar, Hektoen agar y agar verde brillante, bismuto sulfito agar para S. typhi) y enriquecimiento (selenito F). Se realizan siembras directas (Mac Conkey agar) y resiembras a partir de medios de enriquecimiento.
- Todos los medios incubarse a 37°C por 18-24h, identificación por las características sobre el sustrato.

•Posteriormente se procedo al serotipaje de la cepa. Otros métodos indirectos: hemaglutinación.

Yersinia spp.

Características generales:

•Las principales especies patógenas son: *Yersinia enterocolitica, Yersinia pestis y Yersinia pseudotuberculosis.*

•Las enfermedades causadas por estas especies son zoonosis que con frecuencia afectan roedores, aves y otros, siendo el humano hospedero accidental.

•Son bacilos gramnegativos, de coloración bipolar, muy pequeños, cocobacilares y pleomórficos.

•*Y. pseudotuberculosis* presenta forma de alfiler de seguridad e *Y. pestis* tiene una gran cápsula.

•Son móviles (por flagelos anfitricos) en temperaturas de 22-25°C e inmóviles (pilis y fimbrias) a 35°C.

•Crecen en diferentes medios de cultivo, fermentan la glucosa, no producen gas, ni indol, no descarboxilan la lisina, no utilizan el citrato como fuente de carbono.

Determinantes de patogenicidad:

•*Y. pestis* presenta antígenos capsulares y somáticos, entre ellos el V-W que es antifagocitario, pesticina (bacteriocina) y mucina (citotóxico).

•La clasificación de las otras dos especies se basa en los antígenos O y H.

•*Y. enterocolítica* presenta enterotoxina termoestable.

Y. enterolítica: penetra por vía oral a través de agua y alimentos contaminados con heces o carne mal cocida de animales enfermos, llegan a la mucosa intestinal, son transportadas a la lámina propia donde dan lugar a una respuesta inflamatoria.

Y. psudotuberculosis: semejante al anterior, pero puede sobrepasar la barrera intestinal e invadir el torrente sanguíneo y provocar efectos inflamatorios en nódulos linfáticos.

Y. pestis: penetra por la piel a través de la picadura de la pulga de roedores, los cuales son su reservorio; provoca reacciones inflamatorias locales y citotóxicas.

Manifestaciones clínicas

• *Y. enterolítica*: provoca diarreas líquidas o mucoides con lecucocitos, fiebre alta, dolor abdominal, semejando cuadro apendicular. Complicaciones: bacteriemia, artritis reactiva.

• *Y. psudotuberculosis*: dolor abdominal, fiebre y adenopatía, raramente enterocolitis.

• *Y. pestis*: agenta causal de la peste. Peste bubónica: adenopatía característica (bubones) local y dolorosa, septicemia generalizada, hemorragias (manchas negras en la piel), dolor en nódulos linfáticos, postración, shock, CID, fiebre, delirio y muerte. Peste neumónica: disnea, fiebre y hemoptisis abundante. Peste septicémica: forma más grave que provoca sepsis sin adenopatías.

Diagnóstico

• *Y. enterocolítica*. Muestra: heces recién emitidas. Siembra primaria en medios de enriquecimiento (SS agar modificado, CIN agar), e incubar a bajas temperaturas hasta 21 días, y en medios diferenciales y selectivos por 48h a 25°C, luego resiembra en medios selectivos. Identificación por respuesta ante los sustratos. Seroclasificación con estudios de aglutinación.

• *Y. pestis*. Muestra: sangre, pus, esputo, LCR y aspiraciones de ganglios. Examen directo con coloración de Gram, Giemsa o Wayson, donde se observa morfología típica. Inmunofluorescencia. Cultivos en medios universales y se obtienen colonias puntiformes pequeñas. Estudio serológico, lisis por bacteriófagos, inoculación al cobayos y ratón.

• *Y. pseudotuberculosis*. Muestra: ganglio. Cultivo en medios convencionales, estudios fisiológicos y serológicos.

Infecciones por enterobacterias oportunistas:

• *E. coli*: Infecciones del tracto urinario; infecciones de zonas estériles: SNC, sangre o pulmón; infecciones en zonas expuestas: conducto auditivo, conjuntiva y otras mucosas (interpretación de cultivos cuantitativos). Importante causa de meningitis en recién nacidos.

• Infecciones del tracto urinario por: *Klebsiella, Enterobacter, Serratia* (grupos KES).

• Infecciones comunitarias o nosocomiales: *Enterobacter* spp.

• Infecciones nosocomiales: *Klebsiella* spp.

• Infección intrahospitalaria frecuente: *Serratia* spp.

Otras enterobacterias:

- *Klebsiella* spp. Producen cápsula que da aspecto mucoide a las colonias y responsable de la mayor virulencia in vivo. Es inmóvil, lactosa positivo, indol negativo (*K. pneumoniae*), MR-VP positivo, citrato positivo, HS negativo y ureasa positivo. *K. pneumoniae* y *K. oxytoca* son los que se aíslan con mayor frecuencia y pueden producir una neumonía lobular primaria adquirida en el hospital o en la comunidad (destrucción necrótica, formación de cavidades y hemoptisis). Estas bacterias producen también infecciones de heridas, de tejidos blandos e ITU. *K. granulomatis* provoca granuloma inguinal o donovanosis, enfermedad granulomatosa que afecta los genitales y al área inguinal.

- *Proteus* spp. *P. mirabilis* es el miembro más frecuente de este género, produce principalmente ITU. Es muy móvil, produce gas, ureasa y HS positivos. Por actividad ureasa (escinde urea en amonio y CO_2) eleva el pH urinario, lo que precipita el magnesio y el calcio formando cálculos renales (cristales de estruvita y apatita, respectivamente). El aumento de la alcalinidad de la orina también resulta tóxico para el urotelio.

- *Enterobacter, Citrobacter, Morganella* y *Serratia*. Las infecciones primarias producidas por estas son infrecuentes en sujetos inmunocompetentes. Con mayor frecuencia son responsables de infecciones nosocomiales en neonatos y en pacientes inmunodeprimidos. Por ejemplo, se ha observado que *Citrobacter koseri* tiende a producir meningitis y abscesos cerebrales en neonatos.

Cuando en un frotis con tinción de Gram se observan bacilos gramnegativos y se sospecha la presencia de enterobacterias, se recomienda un cultivo en agar McConkey en muestras de heces recién emitidas (máximo 1 hora, sino transportadas en Cary Blair), 5g líquidas (excepto Salmonella). Este medio contiene entre otros sustratos la lactosa, y permite diferenciar las colonias entre las que fermentan lactosa (cambio de color) y las que no. Esto favorece la identificación inicial de las bacterias de esta familia. Posteriormente se pueden hacer otras pruebas bioquímicas de identificación. Actualmente se comercializan sistemas de pruebas bioquímicas muy sofisticados, y prácticamente todos los miembros de la familia se pueden identificar de forma precisa en un plazo inferior a 24 horas mediante alguno de los sistemas de identificación comercializados.

Bacilos gramnegativos no fermentadores

Psudomonas spp.

Características generales:

- Pertenecen a la familia Pseudomoneceae, ampliamente distribuidos, algunos forman parte de la microbiota intestinal de varias especies, poseen vida libre y ciertas son patógenas para el humano.

- Son bacilos gramnegativos, aerobios, no fermentadores (BNF), no esporulados, móviles, algunos poseen microcápsulas y pigmentos hidrosolubles.

- El patógeno más importante es *Pseudomonas aeruginosa*, el cual es un organismo ambiental, con requerimientos nutricionales simples y patógeno oportunista cuando existen factores pedisponentes: enfermdades crónicas, quemaduras, uso de intrumentación indebidamente esterilizada, uso de agentes inmunosupresores; además, es resistente a la mayoría de los antibióticos.

- El mismo se presenta como bacilo gramnegativo recto o curvo (bastoncillo) que aparece aislado, en pares o cadenas, con 1-3 flagelos polares y muchas fimbrias.

Patogenia:

- Tienen antígenos somático (O), flagelar (H) y mucoide (M).

- Poseen pili o fimbrias (tipo IV) y flagelos.

- Alginato, permite la adherencia e interfiere en la actividad fagocítica de los neutrófilos.

- Sideróforos.

- Proteínas inmunogénicas externas.

- Piocianina y otros pigmentos fenazínicos que inhiben el movimiento ciliar y la proliferación de linfocitos.

- LPS: endotoxina inmunogénica.

- Elastasa: enzima proteolítica que destruye el tejido intercelular.

- Proteasa alcalina: enzima proteolítica que dificulta los mecanismos de inmunidad humoral y celular.

- Otros: proteinasa, leucocidina, ramnolípidos, lipasas, exotoxina A y S, slime, beta-lactamasa, creatinasa, catalasa, argininhidrolasa, toxina eritrodérmica, bacteriocinas, etc.

•La puerta de entrada es generalmente la piel lesionada a través del contacto con fuentes exógenas como el agua, objetos o superficies contaminadas; o atravesando el epitelio respiratorio o digestivo (fuente endógena), teniendo en cuenta los factores predisponentes mencionados. La bacteria se adhiere y multiplica, libera los agentes antes mencionados.

Manifestaciones clínicas:

•Infección de las heridas y quemaduras, que producen un pus color azul verdoso.

•Meningitis, infiltra por punción lumbar.

•ITU: infiltra por catéter, instrumentos o en solución de lavado.

•Infección vías respiratorias: respiradores contaminados, neumonía necrosante.

•Aparato digestivo: enterocolitis pseudomembranosa

•Otitis media, úlceras corneales y ceguera, endocarditis, necrosis hemorrágica; las lesiones que ocasiona en piel se denominan ectima gangrenoso.

•Sepsis mortal en pacientes inmunodeprimidos o quemados.

•Destrucción del parénquima en pacientes con fibrosis quística.

Otras especies importantes: *P. cepacia*, *P. fluorescens*, *P. putida*, *P. mallei* (muermo) y *P. pseudomallei* (melioidosis), entre otras.

Diagnóstico:

•Muestra. Dependen del cuadro clínico y del tipo de infección: pus, orina, sangre, LCR y esputo.

•Frotis. Examen microscópico directo con tinción de Gram, se observan características morfológicas típicas.

•Cultivo. Se siembra en medios de cultivo habituales (agar cetrimida, agar sangre, agar Mc Conkey, agar SS) en condiciones de aerobiosis, entre 35-37°C, las colonias se observan redondas, lisas o alargadas, de bordes regulares, color verdoso, brillo metálico y olor dulzón.

•Identificación bioquímica con sistemas comerciales, tipificación serológica, etc.

Burkholderia spp. El complejo *B. cepacia*, *Burkholderia gladioli* y *Burkholderia pseudomallei* son importantes patógenos humanos dentro de este género. Igual que *P. aeruginosa*, pueden colonizar una amplia variedad de superficies húmedas y son patógenos oportunistas. El complejo *B. cepacia* es capaz de provocar infecciones pulmonares (preocupantes en los pacientes con fibrosis quística o enfermedad granulomatosa crónica, en los que la infección puede progresar a destrucción importante del tejido pulmonar) y oportunistas (infecciones del aparato urinario en pacientes sondados; bacteriemia en pacientes inmunodeprimidos con catéteres intravasculares contaminados). Por su parte, *Burkholderia pseudomallei* también causa infecciones pulmonares oportunistas y comprenden desde colonización asintomática hasta formación de abscesos y sepsis.

Stenotrophomonas maltophilia es un patógeno oportunista de importancia clínica, sobre todo en pacientes debilitados con alteraciones en sus mecanismos de defensa. También, y debido a que *S. maltophilia* es resistente a los antibióticos betalactámicos y aminoglucósidos que se usan con mayor frecuencia, los pacientes que reciben una antibioterapia prolongada tienen un riesgo especial de adquirir estas infecciones. Las infecciones nosocomiales más frecuentes son bacteriemia y neumonía, y ambas se asocian a una elevada incidencia de complicaciones y muerte.

Patógenos importantes en infecciones de transmisión sexual

Neisseria spp.

Características generales:

- Son cocos o cocobacilos gramnegativos aerobios con tendencia a agruparse en parejas (diplococos) con los lados adyacentes planos, de la Familia Neisseriaceae, la cual comprende los géneros Neisseria, Acinetobacter, Kingella y Moraxella.

- Preparaciones microscópicas presentan la apariencia de riñón o grano de café.

- Son inmóviles, no esporulados, presentan cápsula y pili.

- Las especies patógenas (*Neisseria meningitidi*s y *Neisseria gonorrhoeae*) son muy exigentes, sólo se cultivan en medios enriquecidos, humedad elevada, atmósfera con 5-10% de CO_2 y dentro de límites estrechos de temperatura (35- 37°C, pH 7.2-7.6).

- Son sensibles a la acción de agentes externos.

- Los patrones de fermentación son útiles para su diferenciación.

- Generalmente son oxidasa y catalasa positivos (excepto *N. elongata*).

- Las especies no patógenas (*N. lactamica, elongata, subflave*) forman parte de la flora normal de las vías respiratorias superiores del hombre, su localización es extracelular y con raras excepciones producen enfermedad (patógenos oportunistas).

Patogenia

Neisseria gonorrhoeae: difiere de las demás especies por sus características antigénicas y por presentar colonias más pequeñas.

- Pili: apéndices proteicos filamentosos superficiales que permite la adhesión a las células epiteliales, interfieren en la fagocitosis y son antigénicos.

- Por (proteína I): presente en la membrana externa, antigénica.

- Apo (proteína II): determina la morfología colonial, permite la adherencia a células epiteliales y resistir la actividad bactericida.

- Rmp (proteína III): la IgG dirigida a esta proteína bloquea la actividad de otras inmunoglobulinas contra antígenos gonocóccicos.

- Lipolisacáridos (LOS): inmunogénico.

- Otras proteínas.

- Heterogeneidad genética y antigénica: se producen cambios frecuentes de una forma antigénica a otra.

- Puerta de entrada: por contacto sexual a través de la mucosa, especialmente epitelio escamoso columnar de la uretra y el cérvix, puede afectar glándulas de Bartolino, conjuntiva y recto, puede haber autoinfección.

*Neisseria meningitidi*s: parásito de la mucosa respiratoria.

- Polisacárido capsular: se emplea para la clasificación en serotipos, la presencia de ácido siálico confiere resistencia contra los mecanismos inmunológicos mediados por el complemento.

- Proteínas de la membrana externa (PMEs): inmunogénicos (Por A, Por B, Opa, Opc, etc: participa en la adhesión y en el transporte de iones)

- LOS: presentes en la pared celular, inmunógeno y permite la clasificación en inmunotipos (L1- L13).

- Puerta de entrada: a través de la mucosa respiratroia de las vías superiores por contacto con las secreciones.

Manifestaciones clínicas:

Neisseria gonorrhoeae (agente causal de la gonorrea):

- Infección por gonococos:
  - Hombre: asintomática: 3-12%. Se encuentra en mucosas, uretra, recto y orofaringe, 2-5 días después del contacto sexual, se presenta secreción uretral, prurito y micción dolorosa, el cuadro puede limitarse a una uretritis o puede complicarse con estenosis, infertilidad.
  - Mujer: La infección se localiza en el epitelio columnar del endocérvix y los síntomas y signos no están bien definidos (disuria, leucorrea, prurito genital, dolor abdominal, pueden presentar uretritis, bartolinitis), 50% de los casos suele ser asintomática. Puede ascender y producir, cervicitis, endometritis, salpingitis, piovario, y peritonitis.

- Sin tratamiento adecuado, la infección gonocóccica se disemina por continuidad y puede provocar manifestaciones clínicas en sitios vecinos (epididimitis, salpingitis, linfangitis, abscesos), o puede alcanzar el torrente sanguíneo, dando lugar a manifestaciones cutáneas, artritis, endocarditis y meningitis. La infección ocular en el adulto es poco frecuente, puede producirse por autoinoculación, a partir de secreciones de la uretra y/o cérvix. Debido a la profilaxis que se realiza en las conjuntivas de los niños al nacer, la oftalmía neonatal es infrecuente.

Neisseria meningitidis: produce fundamentalmente meningitis cerebroespinal epidémica. Existen factores predisponentes como: edad, sexo, hábito de fumar, amigdalectomía, hacinamiento, entre otros. Produce toxina soluble que daña las células ciliadas nasofaríngeas y ocasiona faringitis exudativa, en sangre meningococcemia. Atraviesa la barrera hematoencefálica (BHE), e induzca una respuesta inflamatoria en el espacio subaracnoideo.

•Meningitis cerebroespinosa: Provoca fiebre alta, cefalea intensa, vómito y rigidez de nuca, convulsiones y coma, inflamación de meninges, trombosis de vasos sanguíneos y exudación de PMN por lo que la superficie del cerebro se cubre por un exudado purulento espeso. El LCR es pobre en opsoninas por lo que se multiplica rápidamente; en el LCR se produce inflamación de las meninges y liberación de LOS. Estas endotoxinas provocan la liberación de mediadores endógenos, los que determinan la ruptura de la BHE y la aparición del edema cerebral. En una fase avanzada, hay activación de neutrófilos, producen sustancias tóxicas que dañan aún más la BHE, ocurren daños en otros órganos, miocardios, sistemas vasculares hasta shock y fallo multiórgano, etc.

•Faringitis meningocóccica: fiebre alta, escalofríos, malestar general, dolor muscular, petequias axilares, muñecas y tobillos o conjuntiva, todo esto como consecuencia de C.I.D. Hemorragias mucosas y de órganos internos como suprarrenales

•Otros síntomas: artritis, sinusitis, conjuntivitis, endocarditis y neumonía.

Diagnóstico:

Neisseria gonorrhoeae:

•Muestras. Exudados y secreciones de la uretra, endocérvix, faringe, conjuntiva, recto, aspirados de las glándulas de Bartolino, líquido sinovial y sangre. El espéculo no se debe lubricar, solo emplear agua tibia.

•Frotis. Examen microscópico directo utilizando coloración de Gram: diplococos gramnegativos arriñonados en el interior de los polimorfonucleares.

•Cultivo. Se realiza en medios de cultivo enriquecidos (agar Mueller-Hinton, agar Thayer-Martin, agar sangre, o agar-chocolate) a 35°C, durante 24 a 48 horas en atmósfera húmeda con 5% e CO_2. Las colonias son pequeñas (0,5-1mm), mucoides, convexas, elevadas, cremosas, de bordes enteros, transparentes u opacas, no pigmentadas ni hemolíticas;

aunque pueden varias según el tiempo de cultivo y la morfología colonial. Luego se identifican las bacterias por su aspecto en coloración de Gram, reacción positiva a la oxidasa y catalasa, sus características culturales y la degradación de los azúcares (glucosa positiva) y otras disponibles (coaglutinación, inmunofluorescencia, auxotipaje).

•Serología: mancha inmunitaria, radioinmunoinvestigación, y ELISA, detectan anticuerpos.

Neisseria meningitidis:

•Muestra. Se realiza de manera cuidadosa, se mantiene a una temperatura de 35-37°C y se procesa antes de las 2-3 horas. En dependencia del cuadro clínico: sangre, LCR y aspirados de petequias, o biopsias. Además: líquidos (articular, sinovial, pleural), exudados (conjuntival, rectal, uretral, nasofaríngeo) y esputo. Cuando se investigan portadores se realiza exudado nasofaríngeo.

•Examen microscópico directo. Frotis utilizando coloración de Gram: típicos diplococos granmnegativos arriñonados intra y extracelulares.

•Cultivo. Se realiza en medios de cultivo enriquecidos aunque tiene menos requerimientos nutricionales que el gonococo. Se emplea agar-sangre, agar-chocolate y/o el agar y caldo de Mueller-Hinton a 35-37°C durante 24-48h y atmósfera húmeda con 5-10% de CO2. A veces es necesario adicionar al cultivo antibióticos para evitar la flora normal acompañante. Las colonias son pequeñas (1-5mm), mucoides, convexas, elevadas, cremosas, de bordes enteros, transparentes u opacas, no pigmentadas ni hemolíticas. Identificación: oxidasa y catalasa positiva, fermentación de azucares: glucosa y maltosa positiva, lactosa negativa.

•Serología: ensayo de sangre total (EST), ELISA.

Clamydia spp. Bacterias pequeñas, esferoidales, parásitos intracelulares obligados. Ciclo de crecimiento único que ocurre dentro de las células hospederas susceptibles. Con dos formas distintas desde el punto de vista morfológico de la familia Chlamydiaceae: el cuerpo elemental (CE) que nunca se divide y es infeccioso y el cuerpo reticulado (CR) que se multiplica en el interior de las vacuolas de las células hospederas y no es infeccioso. La pared celular exterior semeja la pared celular de las bacterias gramnegativas, pues tiene un alto contenido en lípidos. La *Chlamydia psittaci*: en el humano produce de forma ocasional la ornitosis o psitacosis. La *Chlamydia trachomatis* produce infecciones oculares (tracoma y paratracoma, conjuntivitis neonatal), genitales o ITS (uretritis no gonocócicas y el linfogranuloma venéreo), respiratorias (neumonía intersticial del lactante) y Síndrome de Reiter, enfermedad autoinmune que puede persistir aún eliminada la clamidia.

Espirilos

Treponema spp.

Características generales:

• Pertenece a la familia Spirochaetaceae.

• Sus especies y subespecies son generalmente indistinguibles morfológica antigénicamente.

• Principales especies patógenas para el hombre: *T. pallidum* y *T. carateum*.

• *T. pallidum* es espiral, muy fino, con 4-14 espiras de igual tamaño, que aumentan periodicidad y disminuyen amplitud hacia sus extremos, terminando en punta fina.

• Son muy móviles en medios líquidos, poseen tres fibrillas axiales y una capa viscosa por fuera de la membrana externa compuesta en parte por macromoléculas del hospedero, lo que contribuye a su virulencia y explica la no reactividad serológica de treponemas frescos.

• Solo se observan en fresco por microscopía de campo oscuro o de contraste de fases, con coloración de Giemsa e impregnación argénica.

• Es microaerófilo, no se cultiva en medios artificiales o en tejidos, su crecimiento es lento y es sensible a agentes químicos y físicos.

Patogenia

• Antígenos: hapteno lipídico de Wasserman o cardiolipina (presente en el músculo cardíaco), antígeno proteico específico de grupo, antígenos proteicos (hipersensibilidad retardada) y polisacáridos (reacciones serológicas) específicos de los treponemas patógenos.

• Hialurinasa (específica de la subespecie pallidum).

• Movilidad y extremos afilados.

• Capa externa de macromoléculas: dificulta la respuesta inmune, antifagocitaria.

• PE: a través de la mucosa intacta o de abrasiones (rasguños o arañazos) de la piel.

Manifestaciones clínicas:

Sífilis: enfermedad que se caracteriza por una serie de fases o etapas bien definidas, separadas por períodos de latencia más o menos asintomáticos que pueden durar años:

• Sífilis adquirida: Se divide en tres fases perfectamente diferenciadas:

  - Sífilis primaria (aparece a las 2-10 semanas): el chancro duro en la puerta de entrada, pápula o úlcera de base limpia, no dolorosa y de bordes duros.

- Sífilis secundaria (dura 2 a 6 semanas): espiroquetemia, lesiones en diversos órganos y a una sintomatología sistémica, erupción (exantema maculopapuloso rojo) en mucosas y piel; pápulas pálidas, húmedas (condilomas) en región anogenital, axilas y boca. Puede presentar meningitis sifilítica, hepatitis, nefritis (del tipo complejo inmunitario), coriorretinitis y periostitis.
- Sífilis terciaria (3-20 años de infección): lesiones granulomatosas típicas conocidas como "gomas", que afectan la piel, las membranas mucosas, tejidos blandos, huesos, ojos, SNC (parálisis general) y SCV (aneurisma de la aorta, insuficiencia cardíaca, aortitis e insuficiencia de la válvula aórtica).

• Sífilis congénita: vía transplacentaria, entre la 10ma y la 15ta semana de la gestación. Puede ocurrir aborto espontáneo, muerte perinatal, o nacer vivos con: queratitis intersticial, tibia en sable, dientes de Hutchinson, nariz en silla de montar, catarata congénita y otras anomalías del SNC.

• Sífilis experimental: se produce en animales de laboratorio (conejos, monos y chimpancés) como infecciones experimentales. El animal desarrolla un chancro rico en espiroquetas, las que pueden aislarse durante toda la vida del animal, aunque no exista la enfermedad progresiva.

• Otras enfermedades: también es causante de la frambesia (también llamada buba o pian), y el bejel (sífilis endémica o dichuchwa). La pinta, el mal de pinto o mal del pinto es producida por *T. carateum*.

Diagnóstico

• Algunas veces la clínica es concluyente.

• Muestras: líquido hístico de lesiones primarias y secundarias para examen directo; sangre y LCR para exámenes serológicos.

• Examen microscópico: observación de espiroquetas móviles de punta fina, con tinción argéntica, campo oscuro o contraste de fases. Tinción con anticuerpos fluorescentes.

• Pruebas serológicas para sífilis:

- No treponémicas (anticuerpos no treponémicos): VDRL seriada (positiva cuando floculación en disolución 1/8 o más), reagina sérica sin calentamiento (USR), reagina sérica rápida (RPR) y suero no calentado con rojo de toluidalina (TRUST).

- Treponémicas (anticuerpos treponémicos): FTA-ABS (absorción de anticuerpos treponémicos fluorescentes), aglutinación de partículas de *T. pallidum* (TP-PA), hemaglutinación (TPHA), microhemaglutinación (TPMHA), y enzimainmunoanálisis (EIA)
- Otros: reacción de inmovilización, hemaglutinación pasiva, ELISA, PCR.

Leptospira spp.

Características generales:

• De la familia Familia Leptospiraceae, espiroquetas aerobias, flexibles, muy finas, helicoidalmente enrollada con ambos extremos semicirculares en forma de gancho.

• Se observan con microscopía de campo oscuro o por microscopia de contraste de fase.

• No se tiñen con facilidad con los colorantes de anilina aunque son gramnegativas.

• Presentan una membrana externa o envoltura (lípidos, proteínas, LPS) que rodea la pared celular de peptidoglucano; dos flagelos periplásmicos (filamentos axiales) situados entre la membrana externa y la pared celular fijos en ambos extremos de la bacteria.

Patogenia:

• Estructura antigénica compleja y no bien conocida. Presenta antígenos protectores identificados (carbohidratos F4, TM, PE, PAg, LLs, LPS), antígeno mayor TM y antígeno sensibilizante de eritrocitos (ESS).

• Glicoproteína antigénica

• Enzimas (catalasa, hialuronidasa) y sustancias tóxicas (hemolisinas y fibrolisinas, lipasas)

• Invasividad debido a producción de enzimas o a factores mecánicos (motilidad por excavación y tropismo orgánico)

• PE: a través de la piel erosionada o en contacto con agua contaminada que produzca ablandamiento de las mucosas.

La leptospirosis es una zoonosis generalmente transmitida por ratones y otros roedores. Los síntomas y signos pueden ser variables. La tríada característica es la fiebre alta de iniciación brusca, cefalea intensa y mialgias, con gran toma del estado general (el paciente es incapaz de levantarse), acompañadas de los antecedentes epidemiológicos. A menudo la evolución puede ser difásica, con una fase septicémica febril aguda, gripal, inespecífica (bacterias en sangre, LCR y órganos). Luego sigue un período afebril de 1 a 2 días, que se continúa con la fase inmune, que dura de 4 a 30 días. Cuando las leptospiras desaparecen de la sangre y del LCR se encuentran en el riñón y en el humor acuoso. Esta fase se caracteriza por la presencia de anticuerpos circulantes y la aparición de meningitis, uveítis y erupción eritematosa o exantema en los casos graves con afección hepática y renal.

Diagnóstico:

- Muestras. Durante el período de leptospiremia: sangre y LCR (durante la primera semana) con sueros pareados.
- Examen directo.
- Aislamiento: por métodos de cultivo directo o por inoculación animal.
- Cultivo directo: inocular a varios tubos con 5 mL de medio, se incuban de 28 a 30 °C o a temperatura ambiente al abrigo de la luz. Se examinan por microscopia de campo oscuro; cuando aparecen las espiroquetas características, se subcultiva en medio fresco.
- Inoculación animal: por vía intraperitoneal
- Estudios serológicos: Test de aglutinación microscópica (MAT), Test de aglutinación microscópica con antígeno muerto (MSAT), Inmunofluorescencia indirecta (IFA), Fijación de complemento (FC), ELISA, Hemólisis pasiva (HL), etc.

Borrelia spp.

Características generales

- Espiroquetas transmitidas por artrópodos que causan las fiebres recurrentes y la enfermedad de Lyme.
- Clasificación de estos microorganismos es la especificidad de los artrópodos vectores (por piojos, por garrapatas de género Ornithodorus o Ixodes).
- Muy móviles, poseen de 15 a 20 flagelos o fibrillas axiales que rodean el cilindro protoplasmático.
- Pueden ser observadas con el microscopio ordinario y se colorean por los colorantes de anilina, así como con tinciones para sangre por Gram, Giemsa y Wright; se comportan como gramnegativas.
- Anaerobias estrictas o microaerófilas. Tienen un metabolismo fermentativo.
- Pueden ser cultivadas en medios líquidos con sangre, suero o tejidos.

Patogenia:

- Variabilidad antigénica por heterogeneidad genética, morfológica, proteica, de plásmidos, etc., lo que dificulta la formación de anticuerpos.

- Presencia de endotoxinas durante picos febriles.

- PE: a través de la piel por picadura de artrópodos vectores infectados.

Manifestaciones clínicas

- Fiebre recurrente epidémica (por picadura de *Pediculus humanus*) y fiebre recurrente endémica (por picadura de garrapata del género *Ornithodorus*). Después de la picadura del artrópodo vector, comienza de forma brusca con fiebre, escalofríos, cefalea, mialgias y artralgias, náuseas y a veces vómitos, con abundantes espiroquetas en sangre y en orina, las que son raras en el líquido cefalorraquídeo.

- Enfermedad de Lyme: zoonosis causada por *B. burgdorferi*, en la que los roedores actúan como reservorios primarios y los ciervos son los hospederos preferidos, puede ser asintomática. Primera etapa: cursa con eritema crónico migratorio (lesión primaria), cerca del sitio de la picadura, fiebre, escalofríos, cefalea, mialgias y artralgias. Estos constituyen la manifestación primaria de la enfermedad de Lyme. Segunda etapa: artralgia, artritis, manifestaciones del SNC (meningitis, parálisis facial y radiculopatía dolorosa); carditis con bloqueo atrioventricular fluctuante, de corta duración y miopericarditis. Tercera etapa: afectación crónica de la piel, sistema nervioso y articulaciones.

Diagnóstico:

- Muestras de sangre para frotis en los períodos de pico febril e inoculación animal

- Examen directo: frotis de sangre gruesos y delgados, teñidos con los colorantes de Giemsa o Wright, examinados con microscopio de campo claro, permiten observar grandes espiroquetas de espiras muy separadas entre los hematíes.

- Inoculación animal.

- Pruebas serológicas: inmunofluorescencia indirecta (IFA) y ELISA.

Micoplasmas

Mycoplasma spp. y *Ureoplasma* spp.

Características generales

- Son los dos géneros de mayor importancia clínica que pertenecen al orden Mycoplasmatales, que incluye también a *Eperythrozoon*, y *Haemobartonella*.
- La especie más importante es Mycoplasma pneumoniae (agente de Eaton), que causa enfermedades del aparato respiratorio como traqueobronquitis y neumonía.
- Otros patógenos que se aíslan con frecuencia son *Mycoplasma genitalium*, *Mycoplasma hominis* y *Ureaplasma urealyticum*.
- Son las bacterias más pequeñas de vida libre y se caracterizan por carecer de pared celular y tener esteroles en su membrana.
- Los micoplasmas adoptan formas pleomorfas desde cocos a bacilos y son anaerobios facultativos excepto M. pneumoniae, que es aerobio estricto.
- Crecen lentamente.

Patogenia:

- Se adhiere al epitelio respiratorio mediante una estructura de anclaje especializada, que se forma en un extremo de la célula, compuesta por proteínas de adherencia (adhesina P1 es la más importante).
- Posteriormente se produce destrucción de los cilios y el epitelio, lo que facilita la sobre infección.
- Funciona como superantígeno y estimula la migración de células inflamatorias.
- Varias especies son capaces de cambiar la expresión de lipoproteínas de superficie (evade la respuesta inmune).

Manifestaciones clínicas:

- La exposición de lugar a un estado de portador asintomático.
- La presentación clínica más frecuente es traqueobronquitis: febrícola, malestar, cefalea y tos seca. Puede haber faringitis aguda.
- Provoca una neumonía atípica primaria con hallazgos radiográficos (manchas en parches en ambos campos pulmonares) que no se corresponden con la clínica. Se puede complicar

con manifestaciones neurológicas, pericarditis, anemia hemolítica, artritis y lesiones mucocutáneas.

- Las infecciones por *M. hominis*, *M. genitalium* y *Ureaplasma* se transmiten por contacto sexual.

- *M. genitalium*: uretritis no gonocócica (UNG) y enfermedad inflamatoria pélvica;

- *U. urealyticum*: UNG, pielonefritis y abortos espontáneos o partos prematuros, y

- *M. hominis*: pielonefritis, fiebres puerperales e infecciones sistémicas en inmunodeprimidos.

Diagnóstico

- No se recomienda tinción de Gram (se tiñen poco) ni pruebas serológicas (poco sensibles e inespecífica). En las tinciones con Giemsa del sedimento centrifugado se identifican las estructuras pleomórficas características.

- PCR: más sensible.

- Cultivo: no se recomienda por lento crecimiento (tiempo de generación 6 horas) y poca sensibilidad. Necesita medios suplemantados con suero, extracto de levadura, glucosa y penicilina. *M. hominis* es un anaerobio facultativo que crece en 1 a 4 días. Las colonias tienen un aspecto característico «de huevo frito». Ureaplasma necesita un medio complementado con urea y tamponado, pues el metabolismo de la urea provoca alcalinidad que inhibe crecimiento.

- *M. pneumoniae*: serología (fijación de complemento, EIA, crioaglutninas).

Zoonóticas

Pasteurella spp.

- Son cocobacilos gramnegativos de pequeño tamaño, inmóviles, no encapsulados, de aspecto bipolar.

- Son aerobios o anaerobios facultativos, se multiplican con facilidad en medios de cultivo ordinarios (agar sangre y chocolate) a 37°C, donde producen colonia de aspecto mantequilloso y olor rancio.

- Todos son oxidasa y catalasa positivos.

- Generalmente está presente en la bucofaringe de animales sanos, por lo que la enfermedad en humanos se produce por contacto con animales (arañazos, mordeduras, comida compartida, etc.)

- *Pasteurella multocida* (en gatos, la cepa más frecuente) y *Pasteurella canis* (en perros) son patógenos humanos.

- Provoca celulitis localizada y linfadenitis, exacerbación de la enfermedad respiratoria crónica e infección sistémica en individuos inmunodeprimidos, especialmente hepatópatas crónicos.

- Principal factor de virulencia: cápsula polisacárida rica en ácido hialurónico.

- Diagnóstico: fundamentalmente clínico. Morfología de la colonia y pruebas bioquímicas.

Brucella spp.

- Son cocobacilos gramnegativos pequeños, inmóviles y no encapsulados; de crecimiento lento en medios complejos; aerobio estricto, y algunas cepas requieren dióxido de carbono; no fermenta los carbohidratos.

- Las colonias adoptan diferentes formas (lisas, traslúcidas y homogéneas, u opacas, granulares y pegajosas) según antígeno O del lipopolisacárido (LPS) de la pared celular (factor de virulencia). También produce endotoxina.

- Es un parásito intracelular del sistema retículoendotelial. Cuando son fagocitados se replican en el interior de las células, las cuales migran al bazo, al hígado, a la médula ósea, a los ganglios linfáticos y a los riñones, donde secretan proteínas que inducen la formación de granulomas.

- La enfermedad (brucelosis, fiebre ondulante, fiebre de malta) se produce por contacto directo con animales infectados y sus productos alimenticios.
- En los animales que son reservorio natural provoca enfermedad leve o es asintomática: ganado vacuno (*B. abortus*), caprino (*B. melitensis*), porcino (*B. suis*), y canes (*B. canis*). Las bacterias se eliminan por la leche, la orina y los productos del alumbramiento.
- La enfermedad en humanos más grave se produce por *B. melitensis*, seguida en orden decreciente por *B. abortus*, *B. suis* y *B. canis*.
- La enfermedad se manifiesta de forma aguda con fiebre (intermitente u ondulante) asociada o no a bradicardia relativa, malestar general, escalofríos, síntomas constitucionales (astenia, anorexia, fatiga, debilidad y pérdida de peso), artralgia, cefalea, dispepsia, entre otras. La enfermedad crónica cursa con formación de granulomas y afectación multisistémica.
- Diagnóstico: clínico. Se confirma con la presencia de morfología microscópica y de las colonias aisladas de hemocultivos y cultivos de otros tejidos, positividad para catalasa, oxidasa y ureasa, y serología.

Bartonella spp.
- Son bacilos gramnegativos pleomorfos de proliferación lenta y difíciles de aislar, se les identifica en tejidos por técnica de impregnación argéntica de Warthin-Starry.
- Las especies que con más frecuencia causan enfermedad en humanos son *B. bacilliformis*, *B. quintana*, y *B. henselae*.
- *B. bacilliformis* es la causante de enfermedad de Carrión, que cursa con una bacteriemia hemolítica aguda con fiebre y anemia, hepatoesplenomegalia y hemorragia de los ganglios linfáticos (fiebre de Oroya) seguida de nódulos vasoproliferativos crónicos (verruga peruana), que a veces aparecen sin la fiebre y persisten por meses. Se restringe a regiones montañosas de los Andes de Perú, Ecuador y Colombia, zona endémica del vector (la mosca de la arena *Phlebotomus*). Puede haber mialgias, artralgias y cefalea. El tratamiento es con cloranfenicol o ciprofloxacino.
- *B. quintana* causa fiebre de las trincheras (de los cinco días), con un cuadro casi asintomático hasta enfermedad grave y debilitante, caracterizada por cefalea intensa, fiebre (recurrente cada 5 días), astenia y dolor en los huesos largos (especialmente la

tibia). Se trasmite de persona a persona a través de la exposición al piojo del cuerpo humano mediante el contacto con heces contaminadas. En inmunodeprimidos es capaz de producir fiebres a repetición con bacteriemia y angiomatosis bacilar. Para el tratamiento se utilizan macrólidos y tetraciclina.

- *B. hanselae* también provoca angiomatosis bacilar pero afecta fundamentalmente a la piel, los ganglios linfáticos, el hígado (peliosis hepática) o el bazo (peliosis esplénica). Al igual que *B. quintana* puede provocar endocarditis subaguda. Los reservorios naturales son los gatos y las pulgas de estos. La enfermedad por arañazo de gato es una infección benigna de los niños que provoca adenopatías crónicas dolorosas asociadas a los vasos linfáticos que drenan la región de contacto (mordedura, arañazo, contacto con heces y pulgas).
- El diagnóstico es fundamentalmente clínico. Pueden usarse pruebas serológicas. Los cultivos tardan mucho en crecer.

Bibliografía

1. Brooks GF, Carroll KC, Butel JS, Morse SA, Mietzner TA. Microbiologia Médica de Jawetz, Melnick & Adelberg - 26.ed. Microbiologia Médica de Jawetz, Melnick & Adelberg - 26.ed. 2014.

2. Llop A, Valdés M, Zuazo J. Microbiología y parasitología médicas. Editorial Medica Panamericana. 2001.

3. Murray P, Rosenthal K, Pfaller M. Microbiologia medica. Elsevier España. 2014.

4. Betty F, Sham D, Weissfeld A. Bailey & Scott. Diagnostico Microbiológico. Editorial Médica Panamericana, Madrid España. 197p. 2009.